医師・医療スタッフのための

化粧品ハンドブック

著 平尾哲二
千葉科学大学薬学部教授

中外医学社

特別寄稿執筆者（執筆順）

村井 明美	資生堂ライフクオリティービューティーセンター
関東 裕美	東邦大学医療センター大森病院皮膚科臨床教授
近藤 須雅子	美容ライター エディター

はじめに

　いつまでも健やかで美しくありたい，多くの人が望むことです．化粧品は健康な人が毎日使うことで緩やかに効くもので，健やかで美しくあるためのお手伝いをしています．治療目的で用いられる医薬品とは異なり，化粧品には楽しさ，華やかさもあり，所有の喜び，嗜好品としての要素も併せ持っています．

　医療と化粧品との関わりを考えると，化粧品による皮膚トラブルで皮膚科にお世話になるケースがあります．一方，最近では医療におけるスキンケアの役割やメークによるQOL向上の認知が高まり，医療現場でも化粧品に関する知識が求められる場面も多くなってきました．

　現在の日本には化粧品があふれており，多様な情報が，宣伝広告やWebなどのメディア，口コミなどで広まっています．時に，アピールポイントを誇張されるケースも散見され，どれが正しい情報なのか判断するためには，専門的な知識が要求されます．

　本書は，化粧品に精通されていない皮膚科医は勿論，薬剤師，看護師など，広く医療スタッフの方々のための入門書的なハンドブックで，化粧品に関する基本的事項を記したものです．日常の診療場面で少しでも参考にしていただければ，望外の喜びです．

　2016年9月

千葉科学大学薬学部教授
平尾哲二

Contents

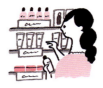

第1章　化粧品アイテム……… 1

この章のねらい ……… 2

Ⅰ．スキンケア ……… 2
- ❶洗浄料 ……… 2
- ❷化粧水・乳液・クリーム・美容液 ……… 5
- ❸パック・マスク ……… 8
- ❹美白化粧品 ……… 9
- ❺抗老化化粧品 ……… 9
- ❻ニキビケア ……… 10

Ⅱ．ボディケア ……… 10
- ❶入浴剤 ……… 10
- ❷制汗剤 ……… 11
- ❸消臭剤・防臭剤 ……… 12

Ⅲ．メーキャップ ……… 13
- ❶化粧下地 ……… 14
- ❷ファンデーション ……… 14
- ❸口紅・リップグロス ……… 15
- ❹アイシャドウ・アイライン ……… 16
- ❺マスカラ・つけまつげ ……… 16
- ❻ネイル製品（マニキュア） ……… 17

Contents

Ⅳ. ヘアケア ……………………………………………………… 18
- ❶ シャンプー ………………………………………………… 18
- ❷ コンディショナー ………………………………………… 18
- ❸ 抗フケ ……………………………………………………… 19
- ❹ 育毛, ハリ・コシ ………………………………………… 19
- ❺ 染毛料・ヘアマニキュア ………………………………… 20
- ❻ パーマ ……………………………………………………… 20
- ❼ 整髪料 ……………………………………………………… 22
- ❽ 除毛剤 ……………………………………………………… 22

第2章　化粧品の機能性 ……………………………………… 23

この章のねらい ………………………………………………… 24

Ⅰ. スキンケアの基本機能 …………………………………… 24
- ❶ 角層の構造と機能 ………………………………………… 24
- ❷ 保湿効果 …………………………………………………… 32
- ❸ 皮膚疾患とスキンケア …………………………………… 33

Ⅱ. 日焼け止め ………………………………………………… 35
- ❶ 紫外線が皮膚に及ぼす影響①　日焼けのメカニズム …… 35
- ❷ 紫外線が皮膚に及ぼす影響②　光老化のメカニズム …… 42
- ❸ 紫外線防止効果 …………………………………………… 46

Column 1 日焼けサロンとタンニング化粧品 ……………………… 52
Column 2 紫外線と活性酸素 …………………………………………… 53
Column 3 タバコと皮膚 …………………………………………………… 54

Ⅲ. 美白効果 ………………………………………………………… 55

Ⅳ. 抗老化効果 ……………………………………………………… 58

Ⅴ. 香りの効果 ……………………………………………………… 61

Ⅵ. 化粧の心理効果 ………………………………………………… 63

Column 4　天然・自然と合成 ………………………………… 65
Column 5　成分の浸透はどこまで？ ………………………… 65
Column 6　食物や内服による抗老化アプローチ …………… 66

Ⅶ. 機能性の追求 …………………………………………………… 66

Column 7　皮膚を観る・測る ………………………………… 69
Column 8　美容領域における効果判定の方法 ……………… 70

Ⅷ. 肌質 ……………………………………………………………… 70

第3章　化粧品の薬事規制と品質 …………… 73

この章のねらい ……………………………………………………… 74

Ⅰ. 化粧品の定義・効能効果 ……………………………………… 74

Ⅱ. 医薬部外品（薬用化粧品） …………………………………… 78

Ⅲ. 国内化粧品市場と流通 ………………………………………… 82

Ⅳ. 化粧品の品質 …………………………………………………… 84
　❶ 安全性 ………………………………………………………… 84
　❷ 安定性 ………………………………………………………… 86
　❸ 使用性 ………………………………………………………… 87
　❹ 有用性 ………………………………………………………… 88

Contents

| Column 9 | 保湿効果の実証 …………………………………………… 89 |
| Column 10 | 光による皮膚内部の観察 ………………………………… 90 |

❺化粧品に求められる価値の多様化……………………………… 90

第4章　医療現場との関わり …………………………… 93

この章のねらい ……………………………………………………… 94

Ⅰ．皮膚疾患改善と化粧品 ………………………………………… 94

Ⅱ．リハビリメイク ………………………………………………… 97

| 特別寄稿1 | 資生堂の取り組み ―QOL向上と社会参画支援を目指したメーキャップ―……………〈村井明美〉99 |
| 特別寄稿2 | パッチテストの実際…………………………〈関東裕美〉103 |

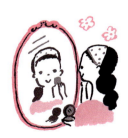

第5章　化粧品最前線 …………………………………… 115

この章のねらい ………………………………………………… 116

Ⅰ．美容機器 ……………………………………………………… 116

Ⅱ．美容医療と化粧品 …………………………………………… 117

Ⅲ．美容食品［ビタミンと皮膚］ ……………………………… 119

Ⅳ．多様な薬剤 …………………………………………………… 120

特別寄稿3　情報収集の多様化
　　　　　　　（CM，女性誌，Web・ブログ，店頭）
　　　　　　　　　　　　　……………〈近藤須雅子〉126

文献 ……………………………………………………………… 131
おわりに ………………………………………………………… 133
索引 ……………………………………………………………… 135

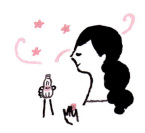

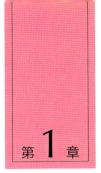

第 1 章

化粧品アイテム

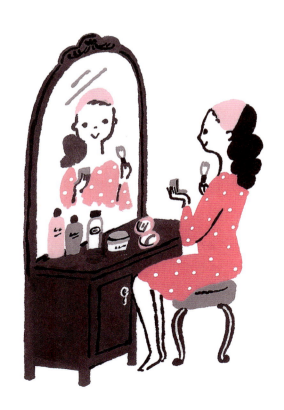

この章のねらい

　身の回りには実に多くの化粧品があります．ほとんど化粧をしないという方でも，顔を洗いシャンプーで洗髪するでしょう．女性に限らず，男性でも毎日必ず化粧品を使っているはずです．本章では，代表的な化粧品アイテムについて，目的別に分類して解説し，働きや成分などについて理解していただこうと思います．原則として，主な化粧品ユーザーである女性が使うであろうアイテムを取り上げました．勿論，すべての方が使っているものばかりではありませんし，新しいジャンルの化粧品まで網羅することはできませんが，基本的なアイテムは取り上げていきます．

Ⅰ スキンケア

❶ 洗浄料

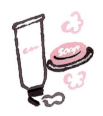

　スキンケア化粧品として，主に顔のお手入れに使うものを取り上げていきます．基礎化粧品とも呼ばれます．土台となる肌を整えるのが目的ですが，その一番手が洗浄料です．肌の汚れやメーキャップなどを除去するものです．除去する対象により，剤形や使い方に多様なバリエーションがありますが，洗い流すタイプのもの，ふき取るタイプのものが主流です．洗い流すタイプでは，主な成分として界面活性剤が用いられます．界面活性剤は油と水をなじみやすくする性質を有する物質の総称で，炭化水素などの親油基と親水基から構成されています．親水基の性質により，陽イオン性界面活性剤，陰イオン性界面活性剤，両性界面活性剤，非イオン性界面活性剤などに大別されますが 図1-1，洗浄料には，陰イオン性界面活性剤や非イオン性界面活性剤がよく使われます．界面活性剤と聞くとよいイメージを持たれないかもしれませんが，水と油などの界面に並び表面張力を低下させる物質の総称で，図に示したもの以外にもタンパク質や高分子，粉体なども界面活性剤としての性質を示す場合もあります．正しく使えば役立つものが多いので，危ないものという先入観はぜひ捨て

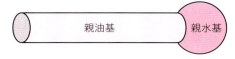

親油基	親水基	界面活性剤の種類
炭化水素 $CH_3-(CH_2)_n-$ シリコーン $CH_3-(Si(CH_3)_2O)_n-$	陰イオン $-COO^-$ $-SO_3^-$	アオニン界面活性剤
	陽イオン $-N^+(CH_3)_3$	カチオン界面活性剤
	両性イオン $-N^+(CH_3)_2-CH_2COO^-$	両性界面活性剤
	非イオン $-O(CH_2CH_2O)_nH$	ノニオン界面活性剤

図1-1 化粧品に用いられる界面活性剤の構造（模式図）

てください．

　ここで大切なことは，過度な洗浄は肌のダメージにつながることです．洗浄の目的は汚れなどを取り除くことですが，過度の洗顔では肌にとって必要な成分まで取り去ることになり，肌の基本機能を損なってしまうことになります．また，すすぎ残しがあることもダメージの原因となりますので，注意が必要です．

● 朝の洗顔

　日本では古来より水で洗顔する習慣があります．睡眠中に分泌された皮脂を除くために，石鹸や洗顔クリームなどが用いられます．

● 石鹸

　脂肪酸ナトリウム塩が基本的な成分で，動物性あるいは植物性の油脂（脂肪酸とグリセリンとのエステル）のアルカリ加水分解により得られます．現在では多くの場合にはヤシなどの植物油が原料として使われています．石鹸は，十分に泡立てて使いますが，皮脂などの油性の汚れを可溶化してよく落とします．しかし，硬度の高い水では泡立ちにくいという性質を有しています．これは，脂肪酸のカルシウム塩やマグネシウム塩などの溶解度が低いために起こる現象です．石鹸で洗顔すると，ややつっぱる感覚になることがあるのも，この脂肪酸金属塩が肌表面に吸着するためと言われています．また，冷水には溶解しにくいという性質

1. スキンケア

もありますので，ぬるま湯での洗顔が推奨されます．ぬるま湯を用いると，汚れも取り除きやすいですし，洗い流しやすく石鹸も肌に残りにくいというメリットがあります．

●洗顔料

上述のような石鹸のデメリットを克服するために，多くの洗顔料が開発されています．非イオン性界面活性剤（ノニオン界面活性剤）などもよく使われ，さらに泡立ちや泡もちなどに工夫された処方が用いられます．また，石鹸が中性から弱アルカリ性であるのに対して，肌と同じ弱酸性で設計され肌への優しさを訴求した洗顔料も開発されてきています．よく泡立てて用いるのが一般的で，細かな泡立てをするために専用の泡立てネットなどを用いる場合もあります．また，ポンプタイプの容器を工夫して，プッシュするだけで細かな泡状の洗顔料を手に取るようにできるものもありますし，エアゾールタイプのものも市販されています．

●夜の洗顔

1日の生活を終えると肌の上には，メーキャップ化粧品だけでなく，肌から分泌された皮脂や汗，外界の粉じんなどのさまざまな汚れが吸着しています．これらをしっかり取り除き，肌を手入れするための準備を行うのが，夜の洗顔の目的です．疲れて帰宅が深夜になり，お風呂もそこそこでメークも落とさず寝てしまった……，という経験も少なくないかもしれません．急に全顔に発疹が出てしまうという事態に陥ることはないかもしれませんが，決してよいことではありません．分泌された皮脂なども含めて，外界からの酸化ストレスを受けた酸化物などが残っているはずです．加えて，その日のうちに汚れを落とすという心理面での恩恵も受けることができません．やはり，夜にはメークを落として，引き続く肌の手入れとともにリセットしてよい眠りにつきたいものです．

●メーク落とし

メーキャップ化粧品の項目で詳しく述べますが，メーキャップ化粧品，特に，アイライン，マスカラ，口紅などのポイントメーキャップは，昼間は崩れたりにじんだりしにくいように設計されています．具体的には油分や被膜剤などが配合されています．この落ちにくいメークを落とすのがメーク落としの役割そのものですので，いろいろな工夫がされています．基本的には，油分は油分で溶かして落とす，という発想です．ク

レンジングクリームはその代表で，油分を多く含むクリームです．メークになじませて浮かし，溶けやすくしてから，ティッシュペーパーなどでふき取るという使い方がよく行われます．しかし，落ちにくいメークは十分には落とせず，ごしごしこすって肌に負担をかけてしまうことになりかねません．そこで，あらかじめ洗浄成分を浸み込ませたシート状のものや，ムース状のもの，入浴中に最後はお湯で流せるようなメーク落としなど，非常に多くのバリエーションが提案されてきています．夜の洗顔では，メーク落としでメーキャップを除去した後に，もう1度洗顔料で洗顔するダブル洗顔が一般的です．この場合，朝の洗顔で用いたものと同じで問題ありません．

❷ 化粧水・乳液・クリーム・美容液

洗顔で汚れを取った後には，いよいよ肌のお手入れです．それぞれのアイテムについて概説していきます．

●化粧水（ローション）

ふき取り化粧水，柔軟化粧水，収斂化粧水に大別されます．ふき取り化粧水は，ヨーロッパでよく用いられています．ヨーロッパでは，日本と異なりたくさんの水で流しながら洗顔するという習慣が歴史的に少なく，肌の汚れはふき取るのが一般的です．その役割を果たすのがふき取り化粧水で，コットンなどに含ませて肌上の汚れを取り，さっぱりとした仕上がりを実現しています．

柔軟化粧水…日本で最も一般的な化粧水で，肌にうるおいを与えて柔らかくしてくれます．また，引き続いて用いる化粧品のなじみを向上させます．

収斂化粧水…肌を引き締める効果を有する化粧水で，亜鉛華（酸化亜鉛）など粉末を配合してさっぱりとした肌を仕上げてくれます．夏のほてった肌を鎮めるのにも効果的ですが，詳しい肌への作用などは未解明の点もあるようです．

●乳液

化粧水よりも油分を多く含むものです．本来，水と油は相溶せず分離してしまいますが，牛乳のように細かな油滴に分散させると，安定で

濁った液状のものが得られます．セパレートタイプのドレッシングは，静置すれば水と油に分離してしまいますが，牛乳やマヨネーズは分離しません．マヨネーズでは，卵黄に含まれるリン脂質というある種の界面活性剤（両親媒性物質）の助けを借りて，水の中に細かな油滴が形成されて安定な状態を維持しています．同様にして，乳液にも細かな油滴が分散させてあります．したがって，化粧水よりも乳液を塗布すると，肌に油分が残り，よりしっとりした肌になります．

● クリーム

乳液よりもさらに多くの油分を含みます．肌により多くの油膜を与えるために，油分の中でも固形の（融点の高い）油分を配合される場合もあります．乳液やクリームにも多様な剤形があります．水の中に細かな油滴を含むタイプ（水中油型，O/Wタイプ），油の中に水滴を含むタイプ（油中水型，W/Oタイプ）がその代表ですが，粉末を配合するなど，さらに複雑なタイプも開発されています．特に，油分が多くなるとべたついたり重い感触になりがちで嫌われるため，油分を補給しつつものびのよいさらっとした使用感触を実現するなど，使いごこちにも配慮された設計がされています．さっぱりとした使用感触の実現には，シリコーン系油分なども多用されます．

● 美容液

いわゆる種類別名称（化粧品公正取引協議会が定める公正競争規約による[1]）では化粧液に該当しますが，ある機能を強化したアイテムと理解してください．例えば，美白美容液は，薬用化粧品の美白主剤を配合した専用のエッセンスです．保湿美容液は，特に保湿機能を強化したアイテムです．化粧品メーカー独自の発想に基づくものが多く，使用する順番や使用法なども非常にバリエーション豊かです．

一般的には，油分を補給することで肌上に油膜を形成できるため，閉塞効果によって肌表面からの水分蒸散が抑制され，結果的には角層水分量が増加する，すなわち，保湿効果が期待されます．したがって，化粧水より乳液，乳液よりクリームのほうがより優れた保湿効果が期待されます．ただし，これはあくまでも一般論であり，個別の商品すべてに当てはまるわけではありません．皮膚科の診療でも，皮膚の保護や保湿を

目的としてワセリンを用いられる方もいらっしゃると思います．勿論，創傷の保護などでは大切な薬剤ですが，日常の保湿目的ではべたついて衣服に付いたり，伸びが悪く塗り広げにくかったり，必ずしも適当ではありません．使いごこちに配慮すると，クリームなどに軍配が上がります．もうひとつのクリームの利点として，種々の薬剤などを安定して配合しやすいということがあります．有効成分の中には，溶液状態では必ずしも安定でなく分解しやすいものが少なくありません．これを乳液やクリームのように，水滴や油滴のように，外界から遮断された小さなカプセルに閉じ込めることで，安定化することもできるのです．

乳液やクリームは白く濁っていますが，これは油滴などの乳化粒子が光を散乱させるためです．最近の技術では，乳化粒子の大きさをナノメートルサイズにまで細かくすることも可能になりました．このような処方技術を用いると，油分を含みつつも化粧水のようにほぼ透明な製剤も可能です．油分を補給してしっとりとした仕上がりを求める化粧水には，このような工夫がされている場合もあります．

図1-2 には，典型的なお手入れの順序を示しました．多くの化粧品メーカーでは，シリーズのものを全部揃えて，順番どおりに使用することを推奨しています．化粧品メーカーでは，1品ごとの効果（例えば保湿効果）も確認しますが，シリーズ使用によって，肌改善などの効果を検証しているケースが多くあり，その効果を求めるのであれば，やはりシリーズ使用が望ましいでしょう．医薬品と同じく，用法用量はとても大切です．

化粧水などをコットンに含ませて広げることを推奨するメーカーもありますが，一方で手で直接塗り広げる，あるいはパンパンとたたいたりする方もいらっしゃいます．また，霧状（ミスト状）の使用に適した商品も開発されています．いずれにしても，誤用すると，期待した効果が望めないばかりか，トラブルの原因にもなりかねません．

最近では，「これひとつでOK．すべての機能を持っています．」といういわゆるオールインワンのアイテムも市場にみられます．いくつものアイテムをシリーズ使用するよりも，簡単で時間のない方には魅力的でしょう．どちらが優れているのか，一概には判断できませんが，シンプルさを求める方には適したアイテムだと思います．一方で，シリーズも

1. スキンケア

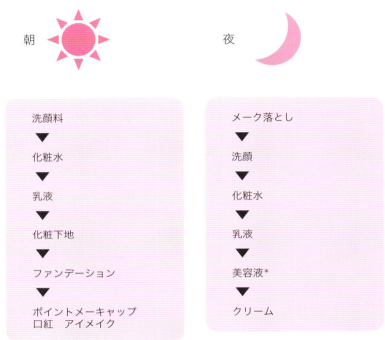

図 1-2 典型的なお手入れ順序

ののアイテムでは，重ねて使用することを前提として開発されていますから，例えば，次に使うアイテムのなじみを向上させたり，使用感触の違いの演出を楽しめる，そんな付加価値も期待できるわけです．

❸ パック・マスク

　皮膚科の治療にも ODT（occlusive dressing technique）療法がありますが，それに近い概念がパックやマスクです．ODT は治療部位を閉塞し，薬物の浸透を促進します．パックやマスクでも閉塞効果により，有効成分を肌に浸透させたり，保湿効果を高めたりすることが可能です．

　パックは，ペースト状（あるいはゲル状）の製剤を塗り広げて，肌温により揮発成分が蒸発しポリビニルアルコールなどの高分子により被膜が形成されることで固まるもので，15 分後程度にはがすというタイプ

が汎用されました．しかし，顔全体にむらなく広げることが少々厄介で，最近ではマスクタイプが好まれる傾向にあります．マスクは，不織布に美容液などの製剤を含浸させたもので，開封してそのまま顔にフィットさせ，15分ほど放置し，徐々に乾いてはがすものです．手軽なこともあり，多くの商品が開発されています．一般的には，毎日の使用を前提とはしておらず，例えば週1回のお手入れなど，念入りのお手入れをするスペシャルケアとして位置付けられているケースが多いようです．

❹ 美白化粧品

　日本では，色白の肌が好まれています．1960年代には，こんがり焼けた小麦色の肌が好まれた時期もありましたが，紫外線の肌に及ぼす影響，特にシミ・シワなどの老化を促進することが明らかにされてから（太陽光の影響で進行する老化を「光老化（ひかりろうか）」と言います），紫外線ケアとともに，色白の肌を求めた美白化粧品がブームとなって，現在も続いています．さらに，この流れは，中国や東南アジアなど，日本人と同様にシミができやすい黄色人種を中心とする市場に，拡大してきています．

　「メラニンの生成を抑え，シミ・そばかすを防ぐ」は化粧品の効能ではなく，医薬部外品として認可された美白化粧品の効能表現です．医薬部外品については，別項目を参照ください（p.78）．また，紫外線によって誘導される色素沈着のメカニズムや美白薬剤の効果については，第2章で詳述します（p.35, 55）．

　医薬部外品の有効成分として認可された薬剤が配合されているのが，美白化粧品です．メラニンの生成を抑制することで，美白効果が発揮されます．アイテムとしては美容液としての形態をとるものが多いですが，シリーズのアイテムにそれぞれ配合されているケースもあります．

❺ 抗老化化粧品

　肌の老化を少しでも食い止めようという化粧品が抗老化化粧品です．老化に伴う肌の変化にはさまざまな特徴がありますが，前述のシミ以外にも，肌理（キメ）の乱れやシワ，タルミなどを挙げることができます．化粧品の効能として認められているのは，「キメを整える」「乾燥による

小じわを目立たなくする」であり，シワを改善する化粧品は，医薬部外品を含めて日本では販売されていません（2016年7月，有効成分が開発されたというニュースがありました．第3章 p.82 参照）．シワ発生のメカニズムなどについては，第2章で詳述します．老化に伴う肌の変化にあらがうために，保湿ケアを重視したりするアイテムがあり，美容液などの形態をとるものもあれば，目回りに老徴が発生しやすいために，アイクリームなど部位を特定したアイテムとして市場に出されるケースもあります．また，ビタミンなどの栄養補給や抗酸化ケアに重点を置くアイテムもありますが，効能効果として「抗酸化」を訴求することはできません．

❻ ニキビケア

　尋常性ざ瘡の発生メカニズムや治療については皮膚科の諸先生は詳しいと思います．抗菌薬やアダパレンによる治療が奏功する症例を経験されるケースも多いでしょう．治療をサポートする化粧品，あるいは，寛解を維持する化粧品として，化粧品が果たす役割は少なくないと考えます．医薬部外品としてはイオウや殺菌剤，サリチル酸などの角層柔軟化剤，抗炎症剤などが配合され，穏やかな効果が期待されます．また，過剰な皮脂を除去するための洗顔も効果的ですが，もちろん，過度な洗顔はバリア機能を損ない，かえってニキビを悪化させる恐れもありますので，洗いすぎは禁物ですし，洗顔に引き続くスキンケアも忘れてはいけません．

Ⅱ ボディケア

❶ 入浴剤

　日本人は入浴してリラックスするのが大好きです．1日の疲れを癒してくれる大切な時間であるとともに，体の汚れなどを取り除いてくれるという生理的にも嬉しい行為です．温泉の効能は必ずしも十分に解明されているわけではありませんが，実際の場面でみなさんご自身が実感されていると思います．温泉の詳細な効能は他に譲りますが，血行を促進し皮膚の新陳代謝を促すことは十分に期待されます．温泉の成分を再現

した入浴剤や温泉をイメージさせる入浴剤なども市場にあり，手軽に温泉気分を味わうことができるのは，忙しい消費者には有難い限りです．

発泡性の入浴剤も好評です．炭酸ガスを発生させ，それによる皮膚血行促進を促すことが知られています．

入浴により，皮膚表面の汚れが取れやすくなることは容易に想像できますが，角層へも影響があります．長く入浴すると，角層に多くの水が含まれるようになり，いわゆるふやけた状態になります．これは角層細胞が膨潤して大きくなり，特に角層の厚い指の腹などではマクロな変化として白く波打った状態になります．一見，角層のうるおいが多くなり好ましいようにも思えますが，困った側面もあります．というのは，角層には保湿機能のある水溶性の天然保湿因子が含まれているのですが，水溶性低分子であるがゆえに容易に溶け出してしまうのです．すなわち，入浴によってうるおいを保つ成分が失われ，その結果角層は水分を保持する機能が低下してしまいます．これを回避する目的で，保湿成分を配合した入浴剤がよく用いられます．また，特に乾燥しやすい下肢などには，保湿クリームや広げやすい製剤などを塗布することが効果的です．

入浴の演出効果も重要な要素で，特に香りは，入浴によるリラックス効果に大切です．また，色や濁りなど，見た目の演出も重要です．濁りには酸化亜鉛（亜鉛華）や酸化チタンなどの粉体が用いられます．

入浴剤には，粉末状，それを固めたタブレット状，液状のものなどがあります．

❷ 制汗剤

汗をかくことはごく正常な生理現象ですが，腋下などでは独特の汗臭さ（腋下臭）の発生の原因にもなるため，それを防ぐ制汗剤が用いられます．腋下のアポクリン腺からの分泌物はやや粘凋でタンパク質や脂質なども含まれるため，これが常在微生物によって分解を受け，揮発性低分子となり悪臭を放ちます．そこで，汗の分泌を抑制する，汗を吸着する，微生物の増殖を抑制する，におい物質を吸着する，などのアプローチで，腋下臭の防止が行われます．さらには，夏季が気になる季節であることから，メントールなどにより清涼感を付与したり，香りによる演出効果などもよく行われています．

❸ 消臭剤・防臭剤

　ヒトにはそれぞれ体臭がありますが，時に嫌われるため，その発生を防いだりという努力が行われてきました．古く西洋では入浴習慣がなかったため，体臭をカモフラージュする目的で香水などが貴族の間で用いられてきました．これが西洋における香水文化の普及の基盤となっていると考えられます．一方，風呂好きの日本では，そこまで体臭の強い方は少ないため，香水も常用されるにいたらず，むしろほのかに匂う程度のおしゃれとして香りが使われるケースが多いようです．しかしながら，独特の体臭はできれば防ぎたいものです．

　体臭の発生には，皮脂腺から分泌される皮脂が原料となる場合があります．皮脂には，図 1-3 に示すように，脂肪酸トリグリセリド，脂肪酸エステル，脂肪酸，コレステロール，コレステロールエステル，スクアレンなどが含まれます．脂肪酸とは，炭化水素鎖の末端がカルボン酸になっているものですが，その炭化水素鎖の長さには多様性があるとと

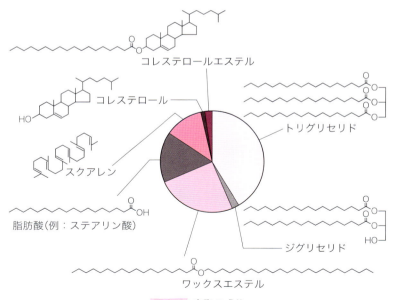

図 1-3　皮脂の成分

もに，その一部には不飽和結合が含まれます．この不飽和結合は，活性酸素などのラジカルの攻撃を受けやすく，皮膚表面では外界の酸化ストレスにさらされ，また，皮膚で発生する活性酸素などにより酸化されつつ分解していきます．この分解過程で生じた過酸化物やアルデヒドなどが揮発性となり，悪臭の原因となる場合があります．加齢臭として4-ヒドロキシノネナールが同定されており，これらの発生を防ぐために，抗酸化剤などが効果的であると言われています．

III メーキャップ

メーキャップは肌を彩り明るく見せるために広く行われています．肌の欠点を隠し，対人的なコミュニケーションのためにも重要です．流行など文化的な要素が強く影響しますが，ここでは，現在主流となっているメーキャップに用いられるアイテムについて解説していきます．

● 肌の見え方

美しい肌とはどんな肌でしょうか？まず，肌の見え方について解説してみたいと思います．肌が「肌色」に見えるゆえんは，主な色素であるメラニンとヘモグロビンの色に基づきます．メラニンは表皮基底層のメラノサイトで産生される黒〜赤褐色の色素です．メラノサイトで作られたメラニンはメラノソームとして周囲の表皮角化細胞に受け渡されて，表皮全体に分布します．主に表皮角化細胞の核の上に分布していわゆるメラニンキャップを形成して，紫外線による核のダメージ，すなわち，DNAの変異を生じないように防御する働きがあります（詳細はp.35, 41を参照ください）．

ヘモグロビンは赤血球の機能分子で酸素の結合状態により色調が若干異なりますが，真皮以下の血管を流れているものです．ヒトの肌が肌色に見えるのは，肌に光があたり，一部は皮膚表面で散乱されますが，多く

Ⅲ. メーキャップ

は肌の内部に透過して，メラニンやヘモグロビンの色素により吸収されたのちに反射され，皮膚表面にもう一度出てきて，それを私たちは見て，「肌色」と認識しているのです．すなわち，肌表面に「肌色」のペンキが塗られているのではなく，半透明体である皮膚の内部の吸収・散乱を経て，「肌色」に見えるのです．その他，カロテノイドなども肌色に影響しますし，血中のビリルビンが高くなれば黄疸として肌色に表れます．

うす化粧では，肌の補正効果（カバー効果）は弱く，厚化粧では，肌の補正効果は期待できるもののいかにも「塗っています」となってしまいます．化粧品メーカーでは，この相反する事象にチャレンジし，カバー効果を付与しつつも不自然に見せない粉体の設計や処方開発を盛んに行い，女性の高いニーズに応える商品を開発しています．

❶ 化粧下地

化粧下地は，メークアップベース，プレメークアップなどとも言われますが，メークアップの前に顔に塗布するものです．肌色の補正，特にシミ，そばかすなどの色ムラを目立たなくする効果や，汗や皮脂による化粧崩れを防ぐ目的で用いられます．

肌色の補正の際には，補色の組み合わせが重要です．例えば，赤みのある部分を隠すには，グリーンのコントロールカラーが効果的です．皮脂を吸着する粉末などが配合された化粧下地は，Ｔゾーンに生じる皮脂によるファンデーションの崩れやよれなどを効果的に防ぎます．また，紫外線の悪影響から肌を防御する目的で，サンスクリーン効果を付与した化粧下地も一般的になってきています．最近では，メーク落としの際に化粧下地を溶かしてしまう，という画期的な商品も開発されています．このように，本来の化粧下地の機能に加えて，付加価値の高い商品が登場して，まさにメークの影で活躍しています．

❷ ファンデーション

ファンデーションは，乳液状タイプ，粉末状タイプに大別されます．

●色材：染料と顔料

主要な顔料として，白色顔料は酸化亜鉛や酸化チタン，黒色，赤色および黄色は酸化鉄で，これらの配合割合により肌色が決まります．しか

しこれらの顔料だけでは，まさにペンキと同じようになってしまいます．これにさまざまな粉体や染料などが組み合わされます．例えば，雲母のような粉体も用いられますし，表面を薄い膜でコーティングした球状粉体で，パールのような干渉効果によりさまざまな色を演出しています．

● タイプ：乳液状と粉末状

　仕上がりや使いやすさから，実にさまざまなタイプが開発されてきました．顔料などの粉末を均一に分散させ乳化させたものが「乳化タイプ」で，スティックタイプの固形状から乳液状まで開発されています．一方で，粉末を固めたプレスドパウダータイプのおしろいもあります．

　ひと口に肌色と言っても，日本人の顔色も多様です．各メーカーも数種類の色調のファンデーションを用意していますから，自分自身の肌色にあったファンデーション選びは必須です．また，顔だけ塗布すると首と色の差が目立ち「お面」を被ったようになってしまうため，首からデコルテにも塗布するようにお勧めする場合もあります．

❸ 口紅・リップグロス

● 口紅

　色材をワックスなどの油分に分散させたものが基本骨格です．ワックスを加熱して鋳型に入れて成型したものが最もポピュラーな砲弾型口紅ですが，ワックスだけでは伸びも悪く，つやもないお粗末な口紅です．伸びがよく塗りやすく，塗布後には落ちにくく，一方で，口紅の製品としては折れにくいなど，さまざまな要件が要求されるため，非常に多様な成分から構成されています．

● リップグロス

　単にグロスとも呼ばれます．唇に濡れたようなつやを与えるためのもので，一般的には口紅よりも粘度の低い液状です．ブラシ状の用具で塗布するもの，専用アプリケータがついた容器で塗布するものなど，塗りやすさの工夫がされています．

　唇は一般の皮膚とは異なり，粘膜に近い性状で，角層が薄く汗腺や皮脂腺がないため保湿機能がほとんどなく，荒れやすい部位です．リップクリームなど油分の塗布膜で水分蒸散を防ぎ防護することも行われますが，最近では，水分や保湿剤を含む口紅も開発されています．コーヒー

III. メーキャップ

カップに付着しにくい膜を唇上に形成する口紅など，新たな機能も加えられています．また，口紅を構成する成分については，経口摂取を前提とした安全性が求められます．

❹ アイシャドウ・アイライン

「目は口ほどに物を言う」「目ヂカラアップ」などと表現されるように，目はコミュニケーションのための表情つくりに最も大切なものです．目をはっきりと魅力的に見せるために，アイメークは強い力を持っています．その代表格が，アイシャドウ，アイライン，アイブロー，マスカラです．

●アイシャドウ

目周りに影や色を演出するもので，パウダーを含む半固形タイプが主流です．パウダーには色材だけでなく，パール剤やラメ剤なども含まれる場合が多くあります．専用のチップで塗布するものや指で塗布する場合もあります．

●アイライン

目をはっきり目立たせるために瞼のきわに塗るラインで，筆タイプのものが主流でしたが，最近では，筆ペンタイプのものも多く市場に出ています．塗布後に乾くと被膜形成する高分子などが配合されており，涙で流れにくいウォータープルーフ性が求められます．

●アイブロー

眉も表情づくりにとても重要な要素です．最近では男性でも眉毛のお手入れをされている方も少なくありませんが，女性ではほとんどの方が眉を描いています．その時に用いるのがアイブローで，鉛筆タイプのものが主流です．日本ではまだ一般的ではありませんが，アイラインを刺青で描いている方も散見されるようになりました．

❺ マスカラ・つけまつげ

日本人のまつ毛は，白人に比較して角度が水平に近く短く見えてしまいます．まつ毛をパッチリさせるために，いろいろな工夫が行われます．

まずは，ビューラーによりまつ毛を立たせて，マスカラを塗布して太く長くはっきりさせます．

●マスカラ

　マスカラは色材を分散させたもので被膜剤の配合により乾くと固定されます．処方の組成はアイラインに近いものがありますが，より太く魅せるための配合成分などは，マスカラ独特です．また，独特のブラシを持つアプリケータでまつ毛に塗布するのが一般的ですが，ダマになりやすかったり，マスカラ製剤とブラシとの組み合わせも商品の重要な要素で，ブラシの形状にも，各メーカーの工夫がされています．

●つけまつげ

　人工毛で作られたまつ毛を，接着剤で瞼に装着するもの．まれに接着剤が皮膚トラブルを招くことがあり，注意を要します．

●エクステ

　エクステンションの略．もともと頭髪に対して，ボリュームアップやアクセント目的で人毛や合成毛などを接着するヘアーエクステンションが開発されました．それをまつ毛に適用し，まつ毛1本ごとに，人工毛などを接着させて，ボリュームアップ，カールアップ，長さアップなど，ユーザーの希望に従ってデザインすることが可能です．化粧品のカテゴリーではありませんが，メークアップ目的で最近行われるようになってきました．

●まつ毛美容液

　プロスタマイド誘導体であるビマトプロストを含む点眼剤が緑内障治療に用いられますが，その副作用としてまつ毛が濃く長くなるという症例が報告されました．それを逆手にとり，米国ではlatticeという商品名でまつ毛育毛剤として発売され注目を浴びています．日本国内でも，グラッシュビスタとして最近認可されましたが，保険対象ではないようです．美しく長いまつ毛は，魅力を増すひとつのパーツで，市場では，まつ毛を美しく保つための美容液も発売されています．

❻ ネイル製品（マニキュア）

　美しい爪を演出するために，古くからマニキュアは広く用いられてきました．古典的には樹脂を有機溶剤で溶解したものに，色材などを分散・溶解させてあり，塗布した後に乾燥して強固な被膜を形成させます．除去する際には，専用の除光液（多くの場合，有機溶剤）を用います．

ヘアケア

　近年では，ネイルアートが流行しており，ネイルサロンが活況を呈しています．光で硬化する光感受性樹脂を用いるケースもあり，丈夫な装飾も可能になってきています．

　頭髪は約10万本ありますが，頭を守るという生物学的機能より個性を演出する美容的要素が強く，頭髪に関わるヘアケアも化粧の大きな領域のひとつです．

❶ シャンプー

　シャンプーの主な目的は頭髪および頭皮を清潔にすることです．頭皮には皮脂腺が発達しているため，皮脂分泌も盛んです．毛髪に沿って分泌された皮脂は，もともと毛を全身に持っていた動物では毛髪につやを与えるために分泌されますが，ヒトではその役目は少なく，むしろ嫌がられる存在かもしれません．整髪料や毛髪に吸着した汚れ，頭皮から剥離した角層なども一緒にシャンプーにより取り除かれるべきものです．このようにシャンプーの意義は洗浄にありますが，洗浄力ばかり強くすると，毛髪にダメージを与えてしまいます．すなわち，毛髪の内部構造に含まれる油分も取り除きすぎて，バリバリギシギシの洗い上がりになってしまいます．それを防ぐために，毛髪内部の脂質は取り去ることのないように工夫されたシャンプーが多数を占めています．

❷ コンディショナー

　リンスとも呼ばれます．主体はカチオン（陽イオン）界面活性剤です．毛髪の表面は構成する成分の特性から，マイナスに帯電する性質があります．このままでは毛髪同士が静電反発してスタイルがまとまりません．そこで，カチオン界面活性剤を表面吸着させて，毛髪表面の帯電をキャンセルし，毛髪同士がまとまりやすくするのがコンディショナーの主目的です．また，毛髪表面のキューティクルといううろこ状の構造は，外界の物理的ダメージを受けとめ毛髪につやを与える役割をしていますが，パーマ，カラーリング，ブラッシング，日焼けなどさまざまなダメージ

にさらされるために，どうしても剥がれたり，微細な空隙が発生したりします．これを補修して，毛髪本来のつやや感触を取り戻す役割も，コンディショナーは担っています．

❸ 抗フケ

フケ症については，多くの場合 *Malassezia furfur* が原因の脂漏性皮膚炎であること，適切な抗菌薬により治療可能であることは，皮膚科の先生方には釈迦に説法と思います．受診治療後の寛解を維持するためにも，痒くてシャンプーをしすぎていないか確認いただいたり，ミコナゾールやチンクピリチオンなどの抗菌薬や鎮痒剤が配合された薬用頭髪用製品の使用をお勧めいただくなど，治療効果をサポートする生活習慣もお勧めいただきたいと思います．

❹ 育毛，ハリ・コシ

毛髪の悩みは深刻で，育毛に関するニーズは高いものがあります．そこにつけ込んだ好ましからざる商法も市場にあったようです．エビデンスに基づいて作成された男性型脱毛症に対する育毛剤のガイドラインを参照され，治療およびカウンセリングの参考にされてください．

フィナステリド（プロペシア）が奏功することでも理解いただけるように，抗アンドロゲンは男性型脱毛の主要なターゲットであることは言うまでもありません．そこで，化粧品メーカーでは，毛乳頭細胞に発現する type II 5α–reductase（testosterone をより強力なアンドロゲン作用を有する dihydrotestosterone に変換する酵素）を阻害する薬剤をターゲットとして育毛剤を開発してきました．さらに最近では，毛乳頭細胞が毛母細胞に働きかける成長因子として，FGF（fibroblast growth factor），IGF（insulin–like growth factor）などが解明され，それらの産生を促すことで頭髪の成長を促す薬剤を配合した育毛剤も開発されています．

薄毛の悩みは男性ばかりではありません．女性も加齢とともに毛髪が細くなりハリ・コシがなくなり，ボリュームが低下します．アンドロゲンの調節ではなく，成長因子に働きかけるメカニズムであれば，性別に関係なく育毛効果が期待されるとのことです．

IV. ヘアケア

❺ 染毛料・ヘアマニキュア

日本人のほとんどは黒髪で，加齢に伴って白髪が増えてきます．白髪を隠すだけでなく，最近では若い世代においても，自身の魅力を増すために，ヘアカラーする方が多くなっています．毛を染めるという目的で用いられるものは，染毛料とヘアマニキュアに大別されます．

染毛料は，毛髪のケラチンと化学結合して発色させるものです．一般的には酸化反応を用いたり（酸化染毛料），pHの変化を利用して染めたり（酸性染毛料）します．とは言っても，成長期にある毛髪は伸びますから，根元だけはもともとあった毛髪の色になるため，たびたびメンテナンスが必要になります．酸化染毛料の場合には，毛髪のケラチンと化学的に反応させるため，半永久的な染色になりますが，接触感作を生じるハプテンとなるポテンシャルを持っており，かぶれの原因となる可能性があります．そこで，染毛料の施術前にパッチテストにより皮膚反応の有無を確認するよう勧めています．一方，ヘアマニキュアは毛髪表面に絵の具の被膜を作るようなものです．持続性にはやや欠けますが，遊び感覚で行われる女性も多いようです．

❻ パーマ

頭髪は美しさの対象として重要な位置を占め，個性の演出にも役立ちます．時代によってもあこがれる髪は変遷しています．頭髪の性質（髪質）は千差万別で，自身の髪質を変えてあこがれの髪型を手に入れたい欲望は，よく理解できます．例えば，直毛の方がカール毛を実現しようとしたとき，整髪料などでカール形状を作りだすことも可能ですが，毎日のことですと施術に時間や手間がかかり大変です．そこで，長続きする施術として登場したのがパーマです．これは毛髪に化学的な処理を加えて半永久的に毛髪の形状を変える施術です．

パーマ剤には，I剤（還元剤）とII剤（酸化剤）があります．毛髪の主成分はケラチンという固い線維のタンパク質で，複数のケラチンタンパクが束となり，その束がさらに太い束を形成し，最終的には丈夫な線維を形成します．ケラチンはシスチンというアミノ酸残基を多く含むのが特徴です．シスチンは側鎖に–SHを持つアミノ酸システインが酸化されて–S–S–結合（ジスルフィド結合）を形成したもので，ケラチンタン

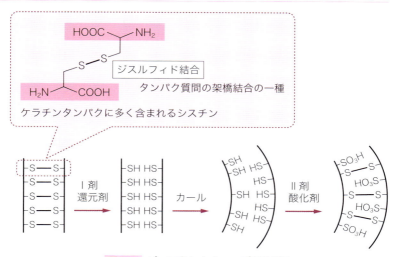

図1-4 パーマネントウェーブの仕組み

パク質同士を結び付け，その結果として毛髪に強靭さを与えるとともに，その形状の決定にも大きく関わっています．パーマⅠ剤では，その-S-S-結合を還元により切って，ケラチン線維を動きやすくします．その状態で望むヘアスタイルにセットした後に，パーマⅡ剤で処理して-S-S-結合を復活させます 図1-4 ．するとヘアスタイルを維持した状態でケラチン線維の構造が固定されるため，毛髪に半永久的なウェーブができあがります．良いことばかりのようですが，パーマ剤の処理により，全てのシステイン残基がうまくシスチンになるとは限らず，相手の見つからないシステイン残基は酸化されてシステイン酸になってしまいます．これは毛髪の酸化ダメージにつながり，構造的に弱くなったりして，キューティクルの破損によりツヤの喪失，裂毛など，毛髪のダメージにつながります．しかし最近では，パーマ剤そのもの，また施術にもこのようなダメージを防ぐ工夫がされています．パーマの原理は，ウェーブを作りだすだけでなく，縮毛矯正なども実現しており，時代の要請とともに変遷して活用されています．

IV. ヘアケア

❼ 整髪料

　男性の方にも広く使われる整髪料，その豊かなバリエーションはドラッグストアの店頭で実感いただけます．さまざまな樹脂や被膜剤などを頭髪に与えて，頭髪1本1本を接着し束ねやすくするタイプが多く用いられます．接着力の程度により，ライトなものからがっちり固まるものまで，再セットのしやすさなどを求めたり，かなり多岐に及びます．剤形も液状からペースト状，ミスト状，ムース状，スプレーなど，適用しやすさや整髪しやすさが求められています．程度の差こそあれ，頭髪の接着性を高め，ごみや汚れを吸着しやすくなりますから，就寝前などにはシャンプーで除去することが勧められます．

❽ 除毛剤

　毛髪は外界からの物理的刺激から身を守る機能を有しています．しかし，服を纏うようになった人類ではその役割は最小となり，むしろ美容的観点から一部の毛髪については，ムダ毛として厄介者扱いされてしまいます．そこで，さまざまな方法での脱毛施術が行われます．医師の施術などによるレーザー脱毛，自身による脱毛処理，剃毛など，その施術法は多岐にわたります．脱毛処理は，物理的手法と化学的手法に大別されます．物理的手法としては，ワックスによる方法があります．固形のワックス樹脂を加温して融解し脱毛したい部位に塗ります．そして放冷後に固まったところでワックスを皮膚からはがすとワックスとともに脱毛できるというものです．加熱融解操作を誤ると火傷の原因となり，やや扱いにくいという欠点があります．脱毛テープは粘着性樹脂で毛髪を接着させて脱毛するもので，火傷などのリスクは回避されています．ワックスにしてもテープにしても，毛髪を引っ張って脱毛するものですから，毛根部をいためたりする可能性があり注意が必要です．一方，化学的な施術は，チオグリコール酸カルシウムなどの薬剤を含む除毛剤によりケラチンを溶解する原理に基づきます．除毛剤を塗布してから一定時間放置し，毛髪が柔らかくなった時点でふき取ります．ケラチンを溶解するものですから，毛髪以外に地肌にも影響が皆無とは言えません．代償を払ってつるつるすべすべの肌を求めているのです．

第2章

化粧品の機能性

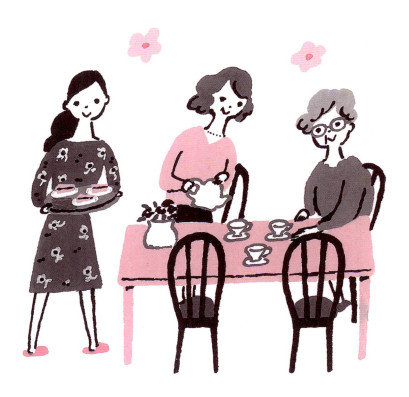

この章のねらい

　化粧品は医薬品とは異なり治療を目的とするものではありません．美しく魅力を高めたり身体を清潔に健やかに保つために，ほぼ毎日使うものです．穏やかですが，確かに私たちの毎日の生活に役立ってくれています．本章では，化粧品の機能性，すなわち効能効果について理解いただくために，角層に働きかけるスキンケアの基本機能，日焼け止めの効果，香りなどの心理的効果，より機能性の高い化粧品について，述べていきます．

スキンケアの基本機能

❶ 角層の構造と機能

　スキンケアの主なターゲットである角層の構造と機能について，解説します．
　角層は表皮角化細胞の分化（角化）によって生まれます．表皮では基底層で増殖した角化細胞が有棘層，顆粒層を経て角層に至りますが，角層に移行する際に細胞死を迎えていきます 図2-1 ．角層細胞は六角形の扁平な形で，これがほぼ隙間なく10層から20層積み重なって角層を形成しています．角層細胞と角層細胞とのわずかな隙間には角層細胞間脂質が詰まっています．角層全体としては10〜20ミクロンほどの非常に薄い構造物ですが，皮膚の最外層にあってバリア機能，保湿機能という重要な働きをしています 図2-2 ．

●バリア機能

　バリア機能とは，体内の約2/3を占める水分の体外への蒸散を防ぐとともに，体外からの異物（化学物質や病原体など）の侵入を防ぐ機能で，私たちの体の維持にとても重要です 図2-3 ．万一，バリア機能が損なわれると，異物が侵入しやすくなり，局所で皮膚炎を発症したり全身にその影響がめぐり敗血症などで致命的な状況にもなりかねません．ここまで重篤な状況にならずとも，局所で弱い炎症などを生じ表皮ターンオーバーが乱れれば，いわゆる肌荒れの状態になります．バリア機能の主体を担うのが，角層細胞間脂質で，セラミド・コレステロール・遊

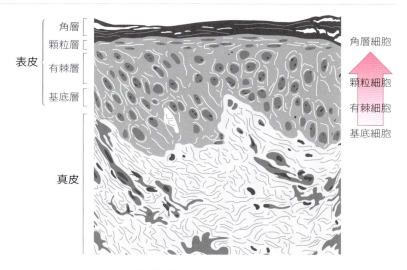

図 2-1 表皮角化細胞の分化

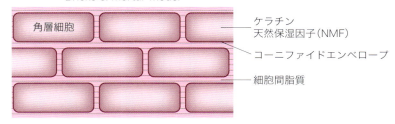

図 2-2 角層の構造と機能

離脂肪酸の3成分から構成され，これらはいずれも表皮で生合成されます図2-4．これらの分子の構造を図2-5に示しましたが，水になじみやすい親水基と水になじみにくい疎水基から構成されています．特徴

I. スキンケアの基本機能

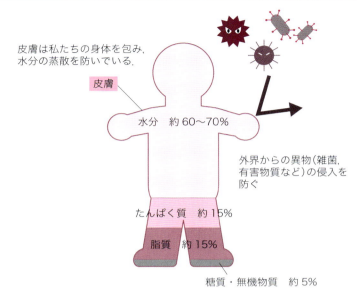

図 2-3 皮膚のバリア機能

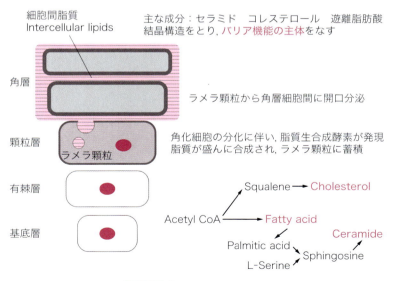

図 2-4 角層細胞間脂質の生成

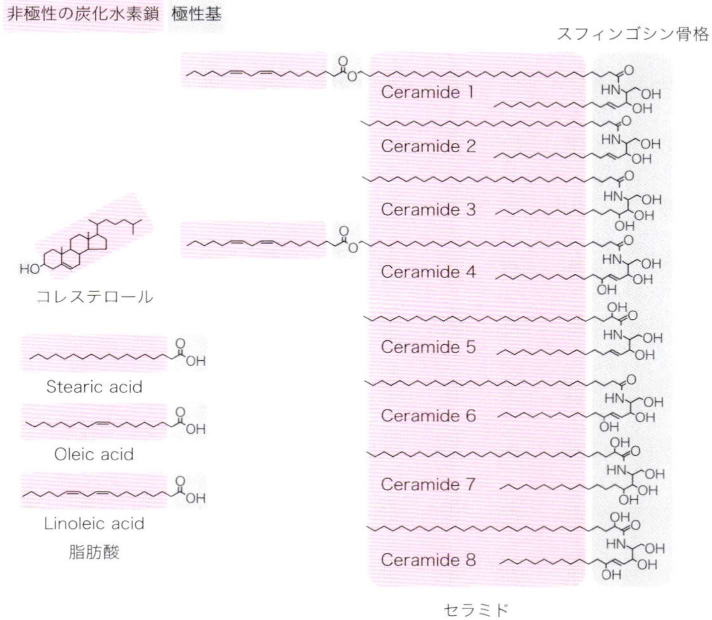

図 2-5 角層細胞間脂質の化学構造

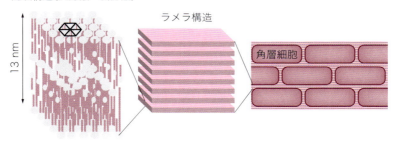

セラミド：コレステロール：脂肪酸＝1：1：1（モル比）

優れた結晶構造 ➡ 優れたバリア機能

図 2-6 脂質分子による充填構造とラメラ構造

的なことに，これらの分子が結晶構造を取り，さらにこの結晶構造がシート状に隙間なく重なることで（ラメラ構造という），物質の透過を制御しています 図2-6．全ての物質の出入りをシャットアウトしているわけでなく，透過を選択的にコントロールする関所として機能しています．例えば，分子のサイズ，親水性，親油性などの化学的性質に依存して，角層を透過しやすいか否かが決まります．皮膚に作用する医薬品（例えば，ステロイド外用薬や非ステロイド系抗炎症外用薬，抗ヒスタミン薬など），皮膚を介して全身に作用させる医薬品（ニコチンパッチ，エストラジオール外用薬など）の場合には，水溶性医薬品の場合にはエステル化などの誘導体にしたり，製剤設計の最適化など，この関所を通過しやすくする工夫が行われます．逆にタンパク質などの高分子は一般的には透過することはありません．しかし，バリア機能が低下しているような条件下では，関所のチェックが甘くなっている訳ですから，まれに角層を透過して，場合によってはアレルゲンとなってしまう場合も想定されます．コラーゲン配合の化粧品がありますが，皮膚表面に残って保湿性を発揮する可能性はありますが，大きな分子のコラーゲン線維が皮膚に浸透して機能することはありません．より小さなペプチドなどに分解しなければ，皮膚への浸透は期待できないことは，理解していただけるはずです．

● 保湿機能

　保湿機能とは，角層そのものが水分を保持して柔軟性を保つ働きで，特に美容上重要です．角層は角層細胞と角層細胞間脂質から構成されることは上述しましたが，角層細胞の中には多くの成分が含まれています．最も重要なものはケラチンという構造タンパクです．ケラチンは，生体内の多くの細胞で発現し，直径8〜10nmのいわゆる中間径フィラメントを構成し，細胞骨格を形成する線維性タンパク質です 図2-7．表皮角化細胞においては，基底層でK5, K14というケラチンが，分化するとK1, K10というケラチンが主役になり，角層細胞に至るとそれらが凝集しぎっしりと充填され，角層に強靭さを与えています．ケラチンとともに角層細胞に含まれるものに，天然保湿因子（natural moisturizing factor: NMF）と呼ばれる水溶性低分子のグループがあります．実態としては，アミノ酸（およびその誘導体），クエン酸・乳酸などの有機酸，

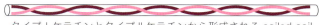
タイプIケラチンとタイプIIケラチンから形成される coiled coil

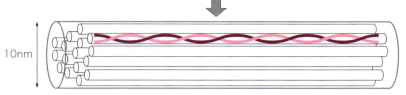
32本のケラチンタンパクが束となって形成される10nmフィラメント

角層細胞に充填されているケラチンフィラメント

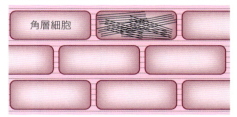

図2-7 ケラチン線維の構造

ミネラルなどから構成されます 図2-8．これらは角層の構成成分と水との親和性を高め，角層自体から水分が失われるのを防いでいます．

　NMFのうち，アミノ酸は角層の中で興味深い経緯で作り出されてきます．角層の構成成分は，顆粒層までの遺伝子発現によって作られてくるものが多いのですが，実は角層の中でも多様な酵素群が活発に働き，代謝を受けて作り出されるものもたくさんあります．NMFはその代表例で，顆粒層において，フィラグリン（正確にはプロフィラグリン：フィラグリン単位が10〜12個連結した巨大タンパク質として発現する）というタンパク質が大量に作り出されます．フィラグリンは角層細胞においてケラチン線維を束ねる役割を行った後に，プロテアーゼ（タンパク質分解酵素）による分解を受けて，最終的にはアミノ酸にまでバラバラになり，NMFとして機能します 図2-9．数年前に，アトピー性皮膚炎の一部にフィラグリン突然変異が見つかり，病態発生の点から着目されました．すなわち，フィラグリンが十分に発現されないため，NMFアミノ酸が産生されず，アトピー性乾皮症になる，という説

I. スキンケアの基本機能

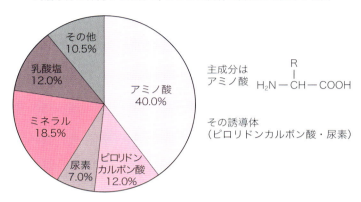

図 2-8 天然保湿因子

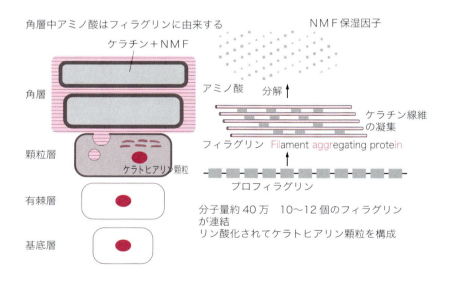

図 2-9 フィラグリンから天然保湿因子の生成過程

表 2-1 角層層数の部位差

角層層数の部位差	
顔面	7〜9 層
体幹	12〜14 層
四肢	13〜18 層
手掌・足底	50〜55 層

です．少なくとも一部のアトピー性皮膚炎の増悪要因として位置付けられています．このように NMF の大半を占めるアミノ酸は，顆粒細胞で産生されるフィラグリンの分解を経て生み出されるという，大変手の込んだ過程を経て，保湿機能に関与しています．一方，クエン酸，乳酸などの有機酸は，主に汗から供給されると考えられています．私たちは気付かぬうちに汗をかいています（不感性発汗）．これが角層に浸透して，NMF として働いています．ところが，NMF は水溶性成分であるがために，洗浄行為により失われやすいので，保湿機能が低下しやすくなります．そこで，スキンケア化粧品などで保湿成分を補給し，肌のうるおいを保つことが求められることになります．

● 角層の多様性

　角層の基本機能であるバリア機能と保湿機能について，述べてきました．スキンケアの主なターゲットである角層を論じるときに考慮しなければいけないポイントに，部位差があります 表 2-1．足底や手掌の角層はとても厚く，物理的刺激を緩衝してくれます．一方で，顔の角層はバリア機能が低く，体幹や四肢に比較して，水分蒸散も多く物質の浸透性も高くなっています．それに対して，顔面は体幹や四肢に比べて皮脂腺が発達しており，特にいわゆる T ゾーンでは皮脂分泌が盛んです．また，わずか 10〜20 ミクロンほどの厚さしかない角層でもその働きは一様ではなく，深さに依存した変化があります．下層，中層，上層とすると，下層では顆粒層から移行したばかりで構成成分も未完成です．下層から中層にかけて，さまざまな酵素反応が進行して，角層が完成していきます．具体的には，ケラチン線維の凝集や CE 構成タンパク質間の架橋形成などの角層細胞構造強化，糖セラミドからセラミドへの代謝による角層細胞間脂質の結晶構築，プロテアーゼによるフィラグリンから

I. スキンケアの基本機能

アミノ酸への変換による NMF 産生などをあげることができます．上層になると，例えば洗浄行為や酸化ストレスなど外界の刺激を受け，角層の構築状態は必ずしもよい状態とは限りません．そして角層細胞同士をお互いに結合しているコルネオデスモソームというタンパク質複合体も徐々に分解されることにより，角層細胞の接着力が低下して，角層はやがて剥がれていく運命にあります．このように，角層の構造と機能を考える上で，解剖学的な部位差を考えることも重要ですし，角層深さなどミクロな変化も考慮する必要があります．さらには，角層が決して静的な構造物ではなく，絶えずターンオーバーを繰り返していることも考えなくてはならず，ベストなスキンケアを考えるときには，さまざまな視点があるという難しさもあり，また面白い点でもあります．

❷ 保湿効果

第1章にて述べた化粧水，乳液，クリームなどによる保湿効果について，角層の構造と機能の観点から考えてみましょう．

前項にて述べたとおり，角層のバリア機能と保湿機能は皮膚を健やかに保つための基本機能ですが，しばしばその機能が損なわれるため，それを補うために，基礎化粧品によるスキンケアが行われます．角層中の NMF 成分は洗顔などにより失われやすいため，その不足を補うために，種々の保湿成分を配合した化粧料が用いられます．また，細胞間脂質の構築状態が悪くなるなどの状態を解消するために，適切な脂質を補ってそのエモリエント効果により水分蒸散を防ぐことも行われます．特に，顔はもともとバリア機能の低い部位で，紫外線を含む太陽光の影響など外界の刺激を受けやすい部位ですから，保湿ケアは基本中の基本と位置付けられます．さらに，特殊な部位としては目周りをあげることができます．解剖学的に

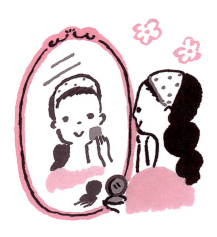

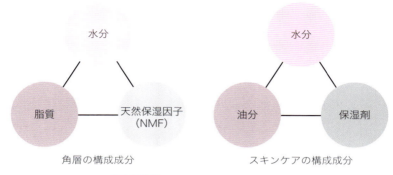

図 2-10 モイスチャーバランス理論

も皮膚は薄く，皮脂腺がほとんど発達しておらず，加えて瞬きなど力学的な変化も加わる部位で，しっかり保湿して柔らかな状態を保たないと小じわができやすくなります．このような皮膚状態を考えた上でスキンケアが設計されています．

　スキンケアのメカニズムをわかりやすく伝える考え方として，「モイスチャーバランス理論」があります 図 2-10．皮膚（角層）の構成成分を水分・脂質・NMF と整理し，水分・油分・保湿剤から構成されるスキンケアでそれらの不足を補い与えるという考え方です．ちょうど，化粧水，乳液，クリームなどが，水分・油分・保湿剤から構成されるので，わかりやすく理解できるものと思います．化粧品に用いられる代表的な保湿剤については第 5 章 p.121 を参照してください．

❸ 皮膚疾患とスキンケア
●アトピー性皮膚炎とスキンケア

　アトピー性皮膚炎はさまざまな病因によって生じますが，角層バリア機能低下が病態形成の要因のひとつとなっていることは疑う余地はありません．研究としては，角層細胞間脂質を構成するセラミドなどの質的・量的変化や，CE 形成低下，フィラグリン産生低下，フィラグリンからアミノ酸への分解に関わるプロテアーゼの低下などが報告されており，その結果として，バリア機能が低く，角層水分量が低く，炎症に伴う表皮細胞の異常増殖，ターンオーバー亢進など，いわゆる炎症性角化

症の表現形が現れます．治療としては，ステロイド外用薬やタクロリムスなど免疫抑制薬が用いられますが，それによる寛解状態を維持するためにスキンケア化粧料が果たす役割も認知されてきています．治療により炎症状態が治まったとしても乾皮症の状態は続きバリア機能もよくありません．したがって，低刺激性の化粧料により保湿機能を高めてあげることは，表皮・角層のターンオーバーの改善を通して，皮膚がもともと持っている正常な機能の発揮に役立つはずです．この意味で，スキンケアには治療を補完する働きがあると考えます．加えて，最近では乳幼児に対して適切なスキンケアを行うことでアトピー性皮膚炎の発症を制御できるという研究成果も報告されています．寛解状態の維持だけでなく，予防効果も実証されつつあります．

● 老人性乾皮症

加速する高齢化社会を背景として，高齢者の皮膚を健やかに保つことも大切な課題です．高齢になると，皮膚のターンオーバーが遅くなり，代謝機能も低下してきます．その結果，角層中 NMF が減少して保湿機能が低下し，体幹や下肢などに乾皮症が多発します．特に冬季には，乾燥した皮膚がひび割れし痒みを伴い，掻破によりさらに皮膚炎が悪化する，という悪循環に陥る場合があります．これを抑えるために，抗ヒスタミン剤の外用なども行われますが，加えて，低下した角層保湿機能を化粧料で補うことも効果的です．

● がん患者のスキンケア

がん患者の QOL 向上にスキンケアが果たす役割も報告されるようになっています．がんの化学療法など治療によっては皮膚にトラブルが発生する場合が少なからずあります．特に，細胞増殖が抑えられると，脱毛のほか，皮膚の乾燥も訴えられるケースもあります．スキンケアによる保湿機能の補助も十分に期待されるところです．加えて，メーキャップなどの心理的効果によっても，対人場面が増えるなど，化粧の果たす役割は大きいでしょう．

このように，スキンケアは健康な皮膚を維持するという役割があるとともに，皮膚疾患やその他の全身性疾患においてもそれらの治療を補完したり副作用を軽減したり，医療と共存することでますますその役割が見直されるべきと思います．最近，「がん患者に対するアピアランスの

手引き[2]が発刊されました．ぜひ参考にされてください．

日焼け止め

❶ 紫外線が皮膚に及ぼす影響①　日焼けのメカニズム

　海水浴などアウトドアスポーツは，心身をリフレッシュしてくれ楽しいものです．しかし，太陽光に肌を晒すことになりますから，いわゆる日焼けもよく体験されます．この日焼けの仕組みを紐解きましょう．

　日焼けの程度や肌質によっても異なりますが，一般的には，赤くなる（紅斑，サンバーン），黒くなる（黒化，サンタン），肌の皮が剥ける（落屑）という変化が時間経過に応じて生じます 図2-11．サンバーン，サンタンの仕組みを 図2-12 に示しました．サンバーンは，紫外線によって表皮細胞が障害を受けてプロスタグランジンなどの血管拡張物質が産生され，その作用で皮膚毛細血管が拡張し，皮膚色を赤くします．いわゆる火傷の状態で太陽光の照射を受けてから数時間後にピークを迎えます．疼痛閾値も下がり，肩を叩くと猛烈な痛みを覚えることになります．サンタンは，基本的には皮膚のメラニン色素の増加です．時系列的にいくつかの現象に分けられます．実は，太陽光の照射を受けた直後に，す

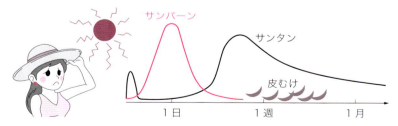

- ●赤くなる　サンバーン　sun burn
  毛細血管が拡張して赤くなる．ヒリヒリ痛む．日焼けによる「やけど」の状態
- ●黒くなる　サンタン　sun tan
  メラノサイトにより作られるメラニン色素が増えて黒くなる．紫外線を吸収し，肌へのダメージを少なくしている（天然のサンスクリーン剤）．
- ○皮がむける
  表皮角化細胞の増殖が盛んになり，ターンオーバーのリズムが乱れる．その結果，「皮むけ」が生じる．

図2-11　紫外線が皮膚に及ぼす影響

Ⅱ. 日焼け止め

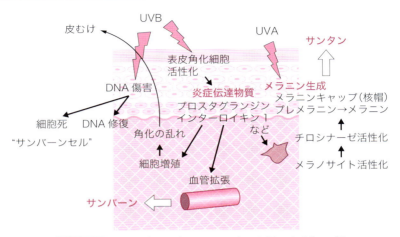

図2-12 紫外線がサンバーン・サンタンを起こすメカニズム

でに作られていたメラニン色素の前駆体が酸化されて色が黒くなる現象があり，即時型一次黒化といいます．ビーチサンダルの鼻緒の跡がはっきりするのはこのためです．また，1日から2日後にかけてメラニン色素の酸化反応が進む現象があり，持続型一次黒化といいます．一方，数日後に本格的に肌色が黒くなってきます．これは，表皮角化細胞から産生される炎症伝達物質により，メラノサイトが活性化されてメラニン生合成が盛んになることによります．メラノサイトを活性化する炎症伝達物質としては，プロスタグランジンやエンドセリンなどがあります．さらに数日後から1週間後にかけて，落屑が生じますが，これは皮膚炎により表皮ターンオーバーの恒常性が乱れ，一時的に細胞増殖が盛んになり角化の乱れが生じた結果，本来ならばバラバラと剥がれるはずの角層細胞が，塊となって剥がれてしまうがために，目にみえる状態で「皮がむける」ことになります．

●紫外線の波長特性

　太陽光にはX線から赤外線など，広い波長領域の光線が含まれています．そのうち，地表に届くのは，波長290nm以上の光です 図2-13．光はその波長により特性が異なり，生体（特にヒト）への影響に基づいて分類されます．目にみえる波長領域の光が可視光線で400nmから

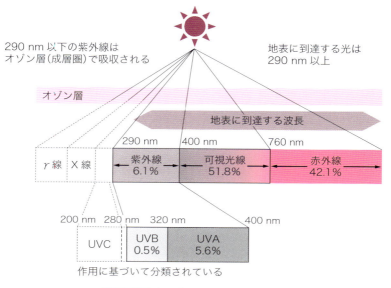

図2-13 太陽光線の波長による分類

約800nmの波長です．それより長い波長領域が赤外線で，熱の伝導などにも関与します．可視光線より短い波長領域のうち，200nmから400nmの光が紫外線（ultraviolet: UV）です．さらに，その生物作用から，UVC（200〜280nm），UVB（280〜320nm），UVA（320〜400nm）に分けられます．このうち，290nm以下の光は地球を取り巻くオゾン層（高度1万メートル以上の成層圏にある）によって吸収されるため，地表には届きません．したがって，私たちが浴びる可能性のある太陽光には，UVBとUVAが含まれています．それらの特徴を表2-2にまとめました．

UVBは，波長が短くエネルギーが強いため，皮膚にさまざまな影響をもたらします．最も顕著な作用として，表皮細胞のプロスタグランジン産生を惹起し紅斑や浮腫などの炎症という目にみえる変化を起こします．さらにはIL-1などの炎症性サイトカインの産生も亢進し，表皮の異常増殖をもたらします．このような肉眼で観察できる変化だけでなく，皮膚にさまざまな影響をもたらします 表2-3．紫外線はDNAに特徴的な変異を生じます 図2-14．DNA配列にTTという配列がある

II. 日焼け止め

表 2-2 紫外線の特徴

	UVC	UVB	UVA
	短波長紫外線	中波長紫外線	長波長紫外線
		レジャー紫外線	生活紫外線
波長	200〜280nm	280〜320nm	320〜400nm
太陽光線中の割合	地表には届かない	1	10〜15
作用	エネルギー強い.	UVAよりエネルギー強い. 主に表皮にダメージ与える.	エネルギーは弱いが, 波長が長いため真皮まで到達する. 色素沈着 (サンタン) を起こす. 光老化の原因となる.
	核酸 (DNA) にダメージ与える.	日焼け (サンバーン), 色素沈着 (サンタン), 皮むけを起こす.	
特徴	殺菌灯	海水浴, スキー, ゴルフ等のアウトドアレジャーの日焼けの主因となる.	日常生活で知らず知らずのうちに長い間浴び続けることで, 影響が蓄積する. 雲や霧, 窓ガラスも通過する.
防御指標		SPF	PA

とその塩基間に架橋を生じていわゆるチミンダイマー (cyclopyrimidine dimer) が生じます. その他にも (6-4) photoproduct などの変異が生じ, 遺伝情報が損なわれます. 変異が生じた細胞では, 細胞増殖が停止し, もう一方の鋳型 DNA の情報をもとに DNA の修復が行われ, 元通りの表皮細胞へと回復します. 色素性乾皮症では, DNA 修復酵素が欠損しているため, 表皮細胞に DNA 損傷が残り, 色素斑や腫瘍の発生が頻発します. 健常人では UVB による DNA 変異は修復されるため, そこまでシビアな損傷を生じるリスクははるかに小さいのです. 一方, UVB は皮膚免疫反応を抑制することも知られています. そのメカニズムについては, 1990 年代以降に盛んに研究されました. 皮膚免疫反応における主な抗原提示細胞であるランゲルハンス細胞の機能を抑制する, 表皮細胞から抑制性サイトカインを遊離する, ウロカニン酸の異性化により生じた cis- ウロカニン酸が免疫抑制作用に関与する, など多くのメカニズムが明らかにされました. UVB による免疫抑制作用はなかなか認

表 2-3 紫外線が皮膚に及ぼす影響

赤くなる サンバーン sun burn	毛細血管が拡張して赤くなる，ヒリヒリ痛む，日焼けによる「やけど」の状態
黒くなる サンタン sun tan	メラノサイトにより作られるメラニン色素が増えて黒くなる．紫外線を吸収し，肌へのダメージを少なくしている．
皮がむける	表皮角化細胞の増殖が盛んになり，ターンオーバーのリズムが乱れる．その結果，「皮むけ」が生じる．
免疫力の低下	生体の免疫に関係するランゲルハンス細胞を損傷し，身体の免疫力を低下させる．その結果，体調をくずしたり，感染症にかかりやすくなったり，さらには発癌にも影響する．
光老化	表皮や真皮が変性し，シワやシミにつながる．少量の紫外線でもゆっくりと着実に進んでいく．
DNA 損傷	チミンダイマーなどが作られる．通常は修復されるが，DNA 変異が蓄積され，光老化や皮膚癌の原因にもなる．
ビタミン D 合成	ビタミン D 前駆体をビタミン D に変換する．

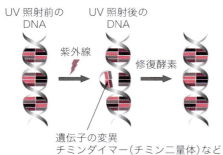

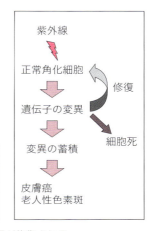

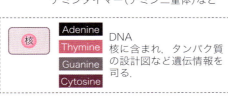

通常は，DNA 修復酵素の働きで鋳型に基づいて変異が修復される．
しかし，強い紫外線を繰り返し浴びると，修復ミス（＝変異）が残ることがあり，DNA 損傷が蓄積する．

図 2-14 紫外線による DNA 損傷

II. 日焼け止め

知されにくいものですが，ウイルス感染や発癌リスクの増加などとの関わりで無視できないものです．一方でこれを逆手に取ったのが光線治療で，乾癬など炎症性皮膚疾患の治療や円形脱毛症治療など，免疫反応の調節を介して奏功するのは周知のことでしょう．

UVA は UVB に比較して波長が長いため，エネルギーは低く生体に及ぼす影響も UVB ほど強烈ではありません．しかし，波長が長いために皮膚への深達度に優れ真皮にもさまざまな影響をもたらします．また，太陽光においては UVB の 10〜15 倍含まれているとされ，その影響は無視できません．UVB のようにシビアな急性炎症を誘導することはありませんが，UVB の作用を助長したり，活性酸素を発生させたり，メラニンの一次黒化を生じたりします．また，光毒性反応や光アレルギー性などの原因となる波長領域の多くはこの UVA です．UVA によって励起された化学物質が毒性を示す場合が光毒性反応，感作性を示す場合が

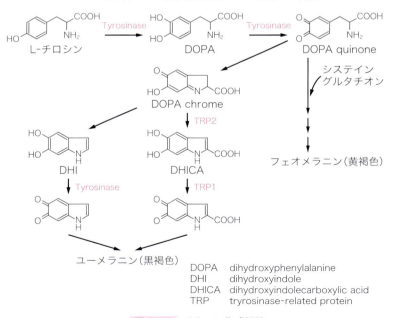

図 2-15 メラニン生成経路

光アレルギー性です．日常生活でも UVA を浴びる機会は多いため，露光部の皮膚炎などでは，UVA の関与を疑うことも必要かと思います．

● メラニン生成のメカニズム

メラニンは皮膚色を決めている主な要素のひとつで，人種によってその量的質的違いがあることはよくご存じのことでしょう．アミノ酸の一種であるチロシンが，チロシナーゼ（および関連の酵素群）によって酸化重合して作られるものがメラニンで，その中間体として DOPA，DHICA などが知られています 図 2-15．メラノサイトにおいて，重合したメラニンは不溶化して顆粒となりメラノソームを形成し，これが周囲の表皮角化細胞に受け渡されて，核の上に配置されて DNA を守り，表皮全体にメラニンが分布します 図 2-16．可視光領域に吸収を示すため，目にみえる皮膚色の要因となっていることは言うまでもありませんが，紫外線も広く吸収・散乱する特性も持っており，UV が皮膚に及ぼす影響を緩和してくれます．UV によってメラニン生成は亢進しますが，これは環境に適応する私たちの防御反応でもあり，メラニンは天然のサ

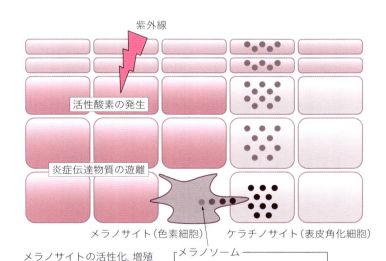

図 2-16　色素沈着メカニズム

ンスクリーンと考えることもできます．ただし，メラニンだけの防御効果には限りがあり，UV による皮膚ダメージを完璧に防御することはできません．

❷ 紫外線が皮膚に及ぼす影響②　光老化のメカニズム

前項では紫外線の急性期の影響を述べました．本項では長期的な影響

表 2-4　皮膚老化の二面性

自然老化	光老化
自然の加齢により現れる皮膚の変化．日光にほとんど曝されることのない被覆部の皮膚（腹部・臀部など）に見られる	日光に曝されることの多い部分（顔面・うなじ・手の甲など）に見られる皮膚の変化．主に紫外線の影響による． 生活環境による個人差が大きい

表 2-5　皮膚の自然老化と光老化の比較

		自然老化	光老化
部位		体幹　腕の内側など	顔面，頸部，手の甲など
外観		比較的滑らか，弾力性低下	ゴワゴワ，シミ，シワ
キメ		粗い，浅い	変形，しばしば消失
表皮	厚さ	薄くなる	肥厚～薄くなる
	角層	ターンオーバーが遅くなる	不均一（厚い～薄い）
	角化細胞	規則的配列が維持される	配列が乱れる，角化異常
	メラノサイト	減少　メラニン産生低下	増加，メラニン産生亢進
	ランゲルハンス細胞	やや減少	減少
真皮	基底膜	平坦化	構造の乱れ
	コラーゲン	減少	著しい減少，配向の乱れ
	エラスチン	やや増加	著しく変性，塊状に沈着
	グリコサミノグリカン	やや減少	減少
	微小血管		走向の乱れ，異常な血管新生

について述べていきます．農業や漁業など職業柄太陽光を多く浴びる機会の多かった方の露光部には，特徴的な変化が生じます．日光性角化症 actinic keratosis，光線性弾力線維症 solar elastosis などの皮膚疾患が当てはまりますが，美容領域でも，長年太陽光を浴びてきた皮膚には，いわゆるシミ，シワ，タルミ，という老徴が頻発します．これを光老化（ひかりろうか）とよび，一般的な皮膚の老化「自然老化」に対比させます 表2-4，表2-5．

●シミ

UVによりメラニン産生が盛んになり肌色が黒くなることは，先に述べました．ところが長期にわたり太陽光を浴びた皮膚では，老人性色素斑が発生します．肌色が均一に変化するのではなく斑状に色素斑が生じるので美容上の悩みとなります．基本的には紫外線の照射とは関係なく恒常的にメラニン産生が亢進している状態で，さまざまな原因が考えられますが，表皮角化細胞の変異により恒常的なメラニン産生刺激シグナルがONの状態になっていると考えられます．加えて，メラニンを受け取った表皮細胞の角化も異常になったり，シミを助長する機構が働いてしまっています．しかし，美容の対象となるのは，老人性色素斑だけでなく，そばかす（雀卵斑）や肝斑など多岐に及ぶことは，皮膚科医の皆さまに申し上げるまでもありません．

●シワ

シワは目尻や眉間，額，口の周りに現れますが，歳を重ねるにつれて深く固定化されて，老けた印象を与えてしまいます．目を開閉する，口を動かすなど，皮膚に負荷がかかり，若いうちはすぐにもとにもどる浅いシワが徐々に戻らなくなります．特に露光部では深く刻まれます．シワに関わる基礎研究から，シワ発生には多様なメカニズムが働いていることが明らかになっています 表2-6．その主なものを解説してみます．

まず表皮の変化です．皮膚表面にはキメがありますが，若いころはキメが皮膚の動きに追従するように機能しています．しかし，キメが乱れる（具体的には粗くなったり，一方向に流れたりする）と，動きに対する追従性が悪くなり，1カ所に負荷が集中しやすくなります．その結果，細かなシワが発生しやすくなります．特に角層が乾燥すると硬くなりしなやかさが失われることから，俗に言う縮緬ジワなどが生じます．

II. 日焼け止め

表 2-6　シワ発生メカニズム

角層表皮	NMF 減少 ターンオーバー低下	→	硬くなる　柔軟性低下
	増殖能低下	→	表皮薄くなる
真皮	コラーゲン減少 エラスチン変性 　　オキシタラン線維消失 　　塊状エラスチン沈着 　　　　↑ マトリックス分解酵素の亢進 　　MMP*，エラスターゼ UV，活性酸素による慢性微弱炎症	→	弾力性低下

皮膚の動きに対する復元力の低下　➡　シワとして定着

*Matrix metalloprotease　マトリックスメタロプロテアーゼ：細胞外マトリックス（コラーゲン，エラスチンなど）を分解する金属プロテアーゼの総称

　次に真皮の変化です．真皮にはコラーゲン線維（膠原線維）とエラスチン（弾性線維）が多く含まれ，しなやかかつ丈夫な皮膚の物性の主体を担っています．しかし加齢とともにコラーゲン線維は量的に減少し質的にも線維束が太くなるなどの変化を生じます．また，露光部での変化として，最も顕著なのはエラスチンの変化です．真皮乳頭層の細かなエラウニン線維は減少しクッションとしての役割が低下する一方で，真皮網状層では変性したエラスチンが沈着し，日光弾力線維症になってしまいます．これらの線維の変化においては，コラーゲンやエラスチンを破壊する酵素 matrix metalloprotease（MMP）と呼ばれる一群の酵素の関与が明らかになっています．この酵素は，真皮のコラーゲンやエラスチンを生理的に分解する機能も持っています．さまざまな細胞から産生されますが，表皮角化細胞や真皮線維芽細胞のほか，露光部では微弱炎症が生じて血管から遊走した好中球などからもコラーゲンやエラスチンを破壊する酵素が産生されます．一方で，コラーゲンは線維芽細胞から産生されますが，その機能が衰え分解系が合成を上回れば，結果としてコラーゲンはどんどん減っていってしまいます．特に良質なコラーゲンが減少し，カルボニル化や糖化などの変性を受けた質の悪いコラーゲンがたまってしまうようです．露光部で生じる微弱炎症は，ある意味では生体の防衛反応で，組織を再生修復する機能なのですが，それが過度に働

いたり局所的なバランスが崩れることで，結果的に上述のようなコラーゲンやエラスチンの質的な変化が生じます．その物性の変化がシワの定着に関わっていると考えられます．加えて厄介なことに，表皮は4〜6週間という比較的速いターンオーバーで生まれ変わるのに対して，真皮のタンパク質など構成成分は，短く見積もっても数カ月，あるいは年単位でないと生まれ変わらないという特性があり，一度真皮に加わったダメージは修復しにくいのが現実です．

● タルミ

シワよりもさらに大きな形状の変化として現れるのがタルミです．ほうれい線やマリオネットラインが深く刻まれ，老徴の典型です．上述のシワのような皮膚に認められるのは言うまでもありませんが，より皮膚の深く，すなわち，皮下脂肪や筋肉の機能低下などがタルミの発生には関わっているようです．エクササイズなどで筋肉の衰えを遅らせることも，タルミの発生を防ぐことに効果的かもしれません．もちろんタルミの発生には重力が関与することは自明ですから，宇宙で生活できるようになれば，タルミなど気にならなくなるのかもしれません．

● 紫外線は百害あって一利なし

今まで，紫外線が皮膚に及ぼす影響をあげてきました．日焼けを生じたり光老化を加速したり，光毒性や光アレルギー性の原因にもなったり，悪影響ばかりのようです．一方で，よい効果ももたらしてくれます．ビタミンDの合成です．ビタミンDは皮膚において紫外線の助けを借りて前駆体から合成され，さらに肝臓・腎臓において最終的な活性本体であるカルシトリオールに変化します．ビタミンDは，腸管からのカルシウム取り込みなどを促し，血中カルシウム濃度を上げ，骨を丈夫にします．ビタミンDが不足するとくる病という骨の異常を生じますが，現在の日本ではほとんど聞くことはなくなりました．ビタミンDは前駆体あるいは活性型として食物からも摂取することが可能です．現在の日本の食生活およびライフスタイルを考慮する限り，あえて積極的に日光浴しなくても十分量のビタミンDが産生されていると考えられています．勿論，日光から完全に遮断された環境で生活せざるを得ない方や，食物からビタミンDが補給されにくいケースでは注意が必要ですが，通常の方にとっては，皮膚に及ぼす美容上の悪影響を考慮すると，

Ⅱ. 日焼け止め

紫外線は百害あって一利なし，と考えていただいて構わないと思います．北欧の方が日光浴を楽しんだり，地域が異なれば，必ずしもあてはまりません．また，骨粗鬆症が心配な高齢者には，積極的に日光浴させるべき，との意見もあることを述べ添えておきます．

❸ 紫外線防止効果

紫外線の皮膚に及ぼす影響を考えると，屋外での生活は極力避けて光老化を防ぐべきという意見もあろうかと思います．しかし，アウトドアスポーツは楽しいですし，屋外での活動を生業とされている方にとっては，太陽とうまく付き合っていくことが必要です．紫外線を防ぐためには，紫外線がいつ強くなるのか，まず理解していただく必要があります．

●紫外線が強いのは…？

図2-17 には，紫外線がいつ強くなるのかをまとめて示しました．基本的には，太陽の位置が高いと，地球を取り巻く大気圏を通過する距離が短くなりますから，大気圏による吸収・散乱効果が得られにくく，地表に降り注ぐ紫外線が強くなるのが大原則です．この原則に従えば，冬より夏に，朝夕より昼に紫外線が強くなります．また，緯度が低い赤

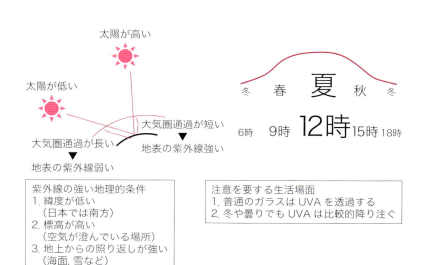

図2-17 紫外線が強い場面

道に近い地域でより強くなります．また，大気中の塵による散乱を受けにくい標高の高い山の上，また，地面からの照り返しのある海辺や春スキーなどの場面も注意が必要です．

太陽が必ずしも出ていない曇りの日でも紫外線は降り注ぎますし，冬場でも特に UVA には注意が必要です．また，一般的なガラスは UVB を遮断しますが UVA は透過しますので，窓際も安心できません．最近では UV 遮断効果のあるガラスを備えた自動車や住居の窓も開発されているようです．

●紫外線散乱剤と吸収剤

このように私たちは太陽光に含まれる紫外線に常に肌を晒していることになりますから，サンスクリーン機能を持つ化粧品をうまく使って，その悪影響を最小にすべきです．

サンスクリーンが紫外線を遮断する仕組みは，大きくふたつの働きに分類されます 図 2-18．ひとつは紫外線散乱剤です．物理的に紫外線を反射させる無機粉体（酸化亜鉛や酸化チタンなど）が用いられます．ただ，可視光領域の光も散乱させる無機粉体では，真っ白になってしまいます．そこで，粉体の形状や表面処理などにより光学特性を制御し，白くなりにくい紫外線散乱剤なども開発されています．もうひとつは紫外線吸収剤です．紫外線領域に吸収スペクトルを有する有機物質が主に用

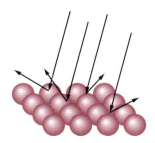

紫外線散乱剤　　　　　　　　　紫外線吸収剤
無機粉体　　　　　　　　　　　有機化合物
（例）　酸化亜鉛　ZnO　　　　（例）　パラメトキシケイヒ酸エステル
　　　酸化チタン　TiO_2

図 2-18 紫外線散乱剤と吸収剤

II．日焼け止め

いられます．吸収した紫外線のエネルギーを，熱エネルギーに変換して放出します．ただ，光エネルギーで励起される物質ですので化学変化を生じやすく，肌が弱い方ではトラブルの原因となるケースがあります．そこで，日本国内では，紫外線吸収剤は定められたリストから選ぶことが決められています．また，それでも肌に合わないような場合には，紫外線吸収剤を含まないノンケミカルサンスクリーンを選択するとよいでしょう．

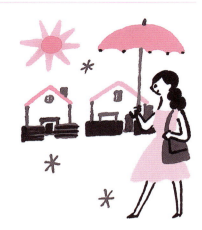

サンスクリーンは紫外線を遮断する機能を発揮する化粧品ですから，その機能はしっかり検証されている必要があります．その機能は SPF，PA として商品に表示されています．

● SPF と PA

SPF（Sun Protection Factor）は，主に UVB を遮断する効果の指標です 表2-7．ISO で標準化された評価方法で SPF を算出します 図2-19．ヒト皮膚に UVB を照射すると紅斑を生じますが，紅斑生成をどの程度

表2-7 SPF と PA

SPF　Sun Protection Factor
紫外線によるサンバーンを指標として，どの程度のサンスクリーン効果を示すかの指標．主に UVB 遮断効果による． (例) SPF 20 紫外線によるサンバーン＝サンスクリーンを塗布して 20 倍の紫外線を浴びたときのサンバーン
PA　Protection factor for UVA
紫外線による一次黒化を指標として，どの程度のサンスクリーン効果を示すかの指標．主に UVA 遮断効果による． PA ＋　＋＋　＋＋＋　＋＋＋＋の 4 段階で表示する PA ＋（UVAPF 2-4），PA ＋＋（UVAPF 4-8），PA ＋＋＋（UVAPF 8-16），PA ＋＋＋＋（UVAPF 16 以上）

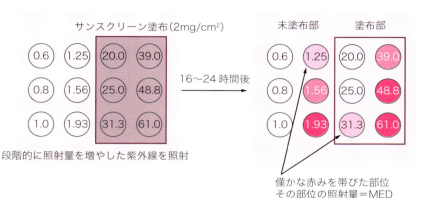

未塗布部と塗布部の最小紅斑量（MED：Minimal Erythema Dose）から算出

$$\text{SPF} = \frac{\text{塗布部の最小紅斑量}}{\text{未塗布部の最小紅斑量}} = \frac{31.3}{1.25} \fallingdotseq 25.0$$

上記の方法で各被験者のSPFを算出し，10名以上の平均値を採用する

図2-19 **SPF算出方法**

防ぐのかを指標にして評価を行います．具体的には，サンスクリーン2mg/cm²を塗布した背中に疑似太陽光源（Solar simulator）を段階的に照射量を変えて照射します．照射後24時間後に紅斑を評価し，僅かな紅斑を生じる照射量（最小紅斑量，minimal erythema dose: MED）を確認します．サンスクリーン塗布部位のMEDと無塗布部位のMEDの比率から，SPFを算出します．すなわち，SPF20のサンスクリーンの効果とは，サンスクリーン塗布部位に，無塗布部位と同等の紅斑を生じるのには20倍の紫外線照射が必要，という防御効果を示しています．日本国内では，日本化粧品工業連合会でSPFについて表示ルールを取り決めており[3]，SPF50を上限し，それ以上のSPFについてはSPF50+と表示することにしています．

PA（protection factor for UVA）は，UVAを遮断する効果の指標です 表2-7．SPFと同様にヒト試験による評価方法が標準化されています．紅斑ではなく，UVAによって生じる持続型即時黒化を指標として，MEDの代わりにMPPDD（minimal persistent pigment darkening dose）で評価し，PAを算出します 表2-8．PA 2-4, 4-8, 8-16, 16以

II. 日焼け止め

表 2-8 PA 算出方法

太陽光に近似したランプから UVB を除去した UVA 照射光源を用い UVA 照射 2～24 時間後の黒化を指標として算出

未塗布部と塗布部の<u>最小持続型即時黒化量</u>（MPPDD: minimal persistent pigment darkening dose）から算出

$$\text{UVAPF} = \frac{\text{試料塗布部の最小持続型即時黒化量}}{\text{試料未塗布部の最小持続型即時黒化量}}$$

UVAPF	PA 分類	効果
2 以上～4 未満	PA＋	UVA 防御効果がある
4 以上～8 未満	PA＋＋	UVA 防御効果がかなりある
8 以上～16 未満	PA＋＋＋	UVA 防御効果が非常にある
16 以上	PA＋＋＋＋	UVA 防御効果が極めて高い

2013 年 1 月から　国内サンケア商品の機能表示が改訂された

上をそれぞれ，PA＋，＋＋，＋＋＋，＋＋＋＋とグレード表示するというルールが国内では運用されています．

　SPF と PA いずれもヒト試験で評価が行われています．ヒト皮膚の反応に基づいていますから，実際の防御効果に即した試験と考えられます．その一方で，ヒトへの負荷など倫理的に配慮すべき課題もあり，ヒト試験に依存しない *in vitro* 法も開発されつつありますが，単に紫外線吸収スペクトルを測定するだけでは，SPF や PA の算出は容易ではなく，盛んに改良研究が推進されています．

● **実使用場面での課題**

　サンスクリーン商品の紫外線遮断効果は SPF，PA として明示されていますが，これは自動車の 10 モード燃費のように，決められた方法によってその性能を数値あるいは段階で表示しているもの，と理解してください．サンスクリーンの効果を実際に発揮するためには，生活シーンにおいて適切なサンスクリーンを選ぶことが重要です 図 2-20．加えて，選んだサンスクリーンをどのように使うのか，ということも重要なポイントです 表 2-9．

　汗をかいたり水と触れる場面では，water-proof 性のサンスクリーンが適しています．これは耐水性の被膜を形成する処方を構築しています．

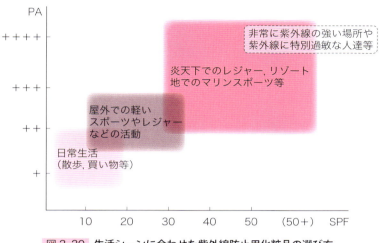

図 2-20 生活シーンに合わせた紫外線防止用化粧品の選び方

表 2-9 日焼けを防ぐポイント

- 紫外線の強い TPO（時季，場所，場面）を理解して，極力避ける
- 適切なサンスクリーンを使用する
- 十分量をムラなく塗布する
- 2〜3 時間おきに塗りなおす
- 帽子，日傘，衣服なども活用する

水で流れにくいことは逆に洗浄しにくいことにもなり，専用クレンジングが必要な場合もあります．最近では，専用クレンジングが要らない耐水性サンスクリーンも開発されています．汗をかく場面ではタオルなどで汗を拭う場面もしばしばあり，肌上のサンスクリーンが物理的に落とされてしまうことになります．それを避けるためにも塗り直しをお勧めします．

また，ムラなく塗ることも重要なポイントです．サンスクリーンには前述のように紫外線散乱剤などの無機粉体や紫外線吸収剤などの油性物質などが含まれており，化粧品製剤の中でも難しい処方技術ですが，年々進化しています．配合成分からどうしても被膜感があったり重い使いごこちが伴うものでした．最近ではサラッとした使用感のものなど，

バリエーションに富んでいます．伸びのよさも重要なポイントで，塗りムラを防いでくれます．最近では白くなりにくいサンスクリーンも多くなり，どこに塗ったのか，肉眼では確認しにくい場合もあります．ぜひムラのないように丁寧に塗り拡げてください．

さらに，サンスクリーンによる紫外線防御とともに，日傘，帽子などの被服による防御と組み合わせて，過度な紫外線から肌を守ることが大切なことは言うまでもありません．

Column 1　日焼けサロンとタンニング化粧品

「色の白いは七難隠す」と諺で言われるように，日本では色白が礼賛される文化があり，美白ブームを後押ししています．一方，欧米では，特に白色人種を中心に，日焼けをしたこんがり小麦色が憧れの対象となる傾向にあるようです．しっかりバカンスを楽しむ文化的な背景も関係しているのでしょう．でも忙しい方はなかなか日光浴する時間もありません．そこで，人工的に肌色を濃くする化粧品や美容法があります．

代表的なものは，セルフタンニング化粧品です．ジヒドロキシアセトンという成分を含み，これが角層のタンパク質（主にケラチン）と反応し，メイラード反応により褐色に着色し小麦色の肌を実現するものです．ただ，角層のターンオーバーに従って，褪色していきますので，メンテナンスが必要なことは言うまでもありません．欧米ではコンスタントな市場が形成されているようです．

一方，いわゆる日焼けサロンのようなサンベッドといわれる紫外線ランプで人工的に日焼けを起こすことも行われます．人工的に照射するため，均一に照射できる，照射量をコントロールして過度な照射を防ぐことができる，などがメリットとして謳われてはいますが，基本的には紫外線照射ですから，肌へのダメージも無視することはできません．WHOでもこの問題に対して，18歳以下ではサンベッドでの日焼けを禁止すべきとの勧告も発しています．日本でも，一時期，若い女性の間でガングロが流行しましたが，その熱も冷めていることは，肌ダメージを考える限りは喜ばしいことだと思います．

Column 2　紫外線と活性酸素

　紫外線が皮膚の生化学的反応を誘発して，いわゆる日焼けや光老化を促進することを述べてきました．これらの生化学的反応はどうして発生するのでしょうか．紫外線は光の一種です．この物理的なエネルギーを化学的エネルギーに変換していきますが，その際に活性酸素と呼ばれる励起状態の酸素分子が介在します．活性酸素には，スーパーオキシドアニオン，ヒドロキシラジカル，一重項酸素，などがあります．酸素は，私たちの呼吸により取り込まれ，全身に送られて各細胞のミトコンドリアで酸化的リン酸化によってエネルギーの源であるATPを作り出すために，なくてはならないものです．しかし，余計なところで紫外線などによって励起されると活性酸素となり，人体に悪影響をもたらします．活性酸素は反応性が高く，酸化されやすい物質（脂質やタンパク質など）と反応し，さまざまな影響を及ぼします（図2-21）．例えば，体内の不飽和脂肪酸などは酸化されやすい物質の代表例ですが，これらが酸化を受けると，構造変化を生じて生体膜の流動性に変調をもたらしたり，あるいは，酸化分解により，過酸化脂質やアルデヒドなどを発生させます．これらの一部もまた反応性が高く，タンパク質を攻撃して，カルボニルタンパクなどを生成させてしまいます．したがって，活性酸素が発生すると，それに連鎖して，さまざまな反応が五月雨式に進んでしまいます．活性酸素は紫外線が皮膚に及ぼす影響における初期段階の仲介役と位置付けられます．

　このように書くと活性酸素は悪の根源のように思われてしまうかもしれませんが，生体内では決して悪い働きだけでなく，よい反応も仲介してくれます．例えば，白血球による殺菌や異物の処理では，活性酸素が実弾として働いています．酸素にしても，活性酸素にしても，生体内では諸刃の剣と位置付けられ，その発生は適材適所に限定されるべきです．

　この適材適所という微妙なバランスを実現しているのが，生体内に存在する抗酸化システムです（図2-21）．活性酸素を消去する酵素（カタラーゼ，SODなど）や抗酸化物質（グルタチオン，ビタミンC，ビタミンEなど）です．これらの抗酸化機能により活性酸素が適材適所で働き，反応しすぎないように生体内恒常性を維持してくれています．しかし，活性酸素－抗酸化システムのバランスが何らかの原因により崩れると，例えば，紫外線照射された場合などでは，活性酸素の悪い側面が強調されることになります．そこで，生体内の抗酸化システムをあらかじめ強化しようと考えるのは容易に想像できます．ビタミ

II. 日焼け止め

ンCやビタミンE，ポリフェノールなど，抗酸化物質を補給するための方策は市場に多く提案されています．全てにおいてエビデンスが確保されているかわかりませんが，皮膚の健やかさを保つための戦略としては有用だと思います．

生体を攻撃する活性酸素・ラジカル

O_2^{-}	スーパーオキシド
HO·	ヒドロキシラジカル
H_2O_2	過酸化水素
$^1O_2$	一重項酸素
·NO	一酸化窒素
LOOH	過酸化脂質

生体内抗酸化酵素・タンパク質

カタラーゼ
スーパーオキシドディスムターゼ
グルタチオンパーオキシダーゼ
グルタチオン S-トランスフェラーゼ
メタロチオネイン
チオレドキシン

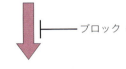

ブロック

抗酸化物質

内在性　アスコルビン酸
　　　　トコフェロール
　　　　カロテノイド
　　　　コエンザイム Q10
外因性　ポリフェノール
　　　　フラボノイド
　　　　カテキン

脂質　タンパク質　核酸など

図 2-21 活性酸素 vs 抗酸化システム

Column 3　タバコと皮膚

　喫煙が生体に及ぼす影響については，特に呼吸器系疾患などのリスク要因としてよく認知されているところです．皮膚に及ぼす影響についても，喫煙が老徴を促進するという疫学調査が報告されています[4]．これがいわゆる smoker's face といわれるもので，長年の喫煙によりシミ，シワなどが出現しやすくなりますし，顔色も悪くなるということが報告されています．最近では，さまざまな禁煙キャンペーンなどが実施され，男性の喫煙率は年々低下傾向になるとされていますが，一方で，女性の喫煙率はなかなか低下しないようです．女性の社会進出が盛んになりストレスがたまりやすい時代背景が影響しているのかもしれません．また，多少なりともファッションの一部として喫煙習慣をつけてしまうケースもあるかもしれません．母体に及ぼす影響に加えて，美容に及ぼす悪影響も加味して考えると，喫煙習慣は避けていただきたいものです．

喫煙がなぜ老徴を促すのか，さまざまなメカニズムが考えられます．ひとつは，タバコの煙にはアクロレインなどの反応性の高いアルデヒドが含まれています．これらは，生体内の脂質やタンパク質を酸化させ，過酸化脂質を生成したり，生体内の抗酸化機能を低下させたりします．その結果，光老化の項でも述べましたように，抗酸化バランスが破たんして肌の老化が進みます．また，タバコに由来するニコチンは末梢血管を収縮させる作用があり，その結果として皮膚局所の血行が悪くなり栄養補給が不十分になったりすることも考えられます．

III 美白効果

　日本においてもかつて昭和40年前後には，小麦色の肌が健康的だとされた時期もありました．しかし，太陽光（特に紫外線）によってシワ，シミが促進される光老化という概念が浸透し，現在では，「色の白いは七難隠す」との諺どおりに美白礼賛時代になっています．一方で欧米では，バカンスで日光浴を楽しめるのは豊かな生活レベルの証として，小麦色の肌は礼賛され，多少のそばかすも気にされないようです．このように，文化的な背景により，理想的な肌として色白が求められるのは，どうやらシミができやすい黄色人種のようです．アジア圏の現代化粧文化のリーダーである日本から，いわゆる美白ブームが起こり，現在でも美白化粧品は大きなマーケットを築いています．その多くは，医薬部外品（薬用化粧品）の有効成分の開発に裏付けられています．メラニン産生の仕組みは，既に述べましたので，本稿では，美白有効成分のさまざまな作用点について，述べてみたいと思います 図2-22．

●抗酸化剤

　メラニンは，アミノ酸の一種チロシンを基質とし，チロシナーゼなどの酵素反応による酸化的重合反応により作られます．この酸化反応を抑制する抗酸化ビタミンであるアスコルビン酸（およびその誘導体）が美白剤として用いられます．アスコルビン酸そのものは抗酸化力が強く，言い換えれば，自らが酸化を受けやすいために，安定性に課題があります．そこで，リン酸エステルやグルコシドなどの誘導体が開発され美白

III. 美白効果

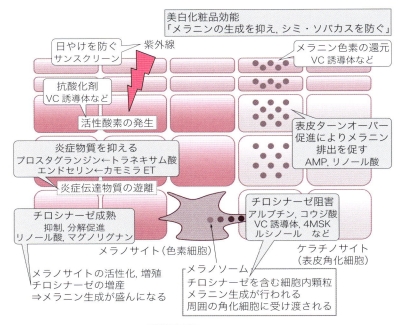

図 2-22 美白の作用点

剤として多数使われています．

●チロシナーゼ阻害剤

　メラニン産生酵素であるチロシナーゼを阻害する美白剤も多数開発されました．酵素の阻害様式にもいろいろあり，チロシンに似た構造を持つ化合物による拮抗作用に基づくもの（アルブチン，ルシノールなど），チロシナーゼの酵素活性発現に必要な Cu イオンのキレート作用に基づくもの（コウジ酸など）があります．皮膚科で用いられるハイドロキノンもこの仲間で，さまざまな美白剤の作用点の基本的なメカニズムです．

●チロシナーゼ成熟阻害剤・分解促進剤

　チロシナーゼはメラノサイトで産生されますが，遺伝子発現後にゴルジ体にて糖修飾を受けて活性型になります．この成熟化を抑制するのがマグノリグナンです．また，チロシナーゼはユビキチン化を受けてプロテアソームで分解を受けます．この分解を促すのがリノール酸です．いずれも，チロシナーゼそのものを減少させて，メラニン産生を抑制する

という考え方に基づきます．

●情報伝達阻害剤

　紫外線照射を受けた表皮角化細胞からはさまざまなシグナル分子が遊離されて，メラノサイトを刺激して，その結果としてメラニン産生が亢進します．そのシグナルの機能を遮断するというメカニズムに基づく美白剤も開発されています．カミツレエキスは，シグナル分子のうちエンドセリン 1 に着目し，その働きを阻害する植物エキスの美白剤として開発されました．また，トラネキサム酸は，シグナル分子のうちプロスタグランジンに着目し，それによるメラノサイトの活性化を抑制する美白剤です．最近，トラネキサム酸誘導体（セチルエステル）も美白剤として開発されました．

●代謝促進剤

　メラニンはメラノサイトで産生されたのち，メラノソームとして周囲の表皮角化細胞に受け渡され，表皮全体に分布して細胞を守ることになります．紫外線照射された皮膚ではメラニン産生が盛んになり，表皮全体のメラニンが多くなりますが，表皮ターンオーバーにより最終的には角層となり垢として剥がれていくことで，元の肌色に戻ります．この表皮ターンオーバーを促して，表皮からのメラニンの排出を促すというメカニズムで作用するのが，プラセンタエキス，アデノシン 1-リン酸です．

　主要な美白有効成分とその主な作用機序について解説しましたが，大切なことは，紫外線により盛んになったメラニン産生を抑制することで，元の肌色に戻すというのが美白化粧品として求められる機能です．穏やかな働きであるべきですし，安全性にも十分な配慮が求められることは言うまでもありません．メラノサイトに対する細胞傷害性を有するハイドロキノンなどは，白斑を生じます．美白剤として開発されたロドデノールは，その配合化粧品の連用により白斑を生じるという社会問題を引き起こすことになってしまいましたが，ロドデノールのチロシナーゼによる代謝物が細胞傷害性を有しているとの報告もあります．安全かつ有効な美白剤の開発が求められることは言うまでもありません．

IV. 抗老化効果

毎年ひとつ確実に年齢は増えますが,いつまでも健やかで若々しく美しくありたい,誰もが願うことです.p.42 において光老化について述べました.皮膚の老化は日光に当たっている部位と当たっていない部位で質的に異なります.光老化を防ぐためには日常的に紫外線照射を避けることが最も効果的ですが,それでも老徴は進みます.老化の仕組みは盛んに研究され解明が進んでいますが,まだ全容解明には至っておらず,現在も研究が行われています.したがって,抗老化のポイントを網羅することはできませんが,主なアプローチについて以下に述べます表 2-10.

●抗酸化

紫外線による皮膚傷害を仲介するメカニズムとして,紫外線によって生じる活性酸素の存在があります.活性酸素とは,紫外線のエネルギーにより生じるフリーラジカルで,O_2^-,・OH など,いくつかのラジカル種が知られています.生体内にはこれらのラジカルを消去するメカニズムが準備されていますが,それを上回る活性酸素が発生すると,酸化反応が進んでしまいます.酸化される物質は,不飽和脂肪酸などの脂質,DNA,タンパク質など多くの生体成分に及びます.そこで,さまざま

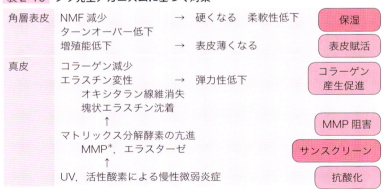

表 2-10 シワ発生メカニズムに基づく対策

角層表皮	NMF 減少　　　　　　　→ 硬くなる　柔軟性低下	保湿
	ターンオーバー低下	
	増殖能低下　　　　　　→ 表皮薄くなる	表皮賦活
真皮	コラーゲン減少	
	エラスチン変性　　　　→ 弾力性低下	コラーゲン産生促進
	オキシタラン線維消失	
	塊状エラスチン沈着	
	↑	
	マトリックス分解酵素の亢進	MMP 阻害
	MMP*,エラスターゼ	
	↑	サンスクリーン
	UV,活性酸素による慢性微弱炎症	抗酸化

皮膚の動きに対する復元力の低下　➡　シワとして定着

*Matrix metalloprotease　マトリックスメタロプロテアーゼ:細胞外マトリックス(コラーゲン,エラスチンなど)を分解する金属プロテアーゼの総称

な抗酸化物質により，それらの傷害を防ぐことが行われます．トコフェロール（ビタミンE）は抗酸化作用を有する脂溶性ビタミンで，化粧品製剤の安定化目的で配合される場合もありますが，皮膚における抗酸化作用も期待されます．特に皮表における脂質の過酸化を防ぐことも知られています．アスコルビン酸（ビタミンC）は抗酸化作用を有する水溶性ビタミンで，美白剤として用いられますが，線維芽細胞によるコラーゲン産生もビタミンCにより促進されます．その他にも，ポリフェノールなどの植物成分も抗酸化効果に優れていることから，多くの種類の植物エキスなどが開発され，化粧品に配合されています．しかし，エビデンスレベルはさまざまで，物質レベルや細胞レベルの *in vitro* 実験によるデータにとどまるものもあれば，*in vivo* での実証を伴うものもあります．

● コラーゲン産生促進

加齢に伴って，コラーゲンやエラスチンなどの細胞外マトリックスの構造タンパクは，量的かつ質的に変化します．コラーゲンは量的には減少し，比較的太い線維が残ることが形態的に報告されています．一方で，エラスチンは，特に表皮直下に走行するオキシタラン線維は減少し，乳頭層に塊状エラスチンの沈着が認められます．

これらの変化は，コラーゲン線維の生合成の低下を伴うことから，新しいコラーゲン線維の産生を促すという考え方が提案され，線維芽細胞のコラーゲン産生を促進する薬剤が抗老化成分として用いられています．

● 抗糖化，抗カルボニル化

コラーゲン，エラスチンなどの細胞外マトリックスの質的な変化は，形態的な変化だけでなく化学的な変化を伴うことがあります．成熟架橋とも呼ばれるコラーゲンの分子間架橋（histidinohydroxylysinonorleucine：HHL）などはその1例です．他にも，糖化，カルボニル化などの分子修飾が生じます．

糖化は，糖がタンパク質に結合する反応で，化学構造は複雑ですが多くの場合着色し，味噌や醤油など醸造食品のうま味にも関わっています．実は私たちの生体内部でも糖化は生じており，ヘモグロビンA1cなどは糖尿病の指標として知られています．皮膚においてはコラーゲンが糖化すると，線維芽細胞の接着性が低下したり，硬くなったりすることが

IV. 抗老化効果

知られています．カルボニル化は，過酸化脂質の分解過程で生じたアルデヒドがタンパク質に結合することで生じますが，コラーゲンがカルボニル化されると黄色くなったり，硬くなったりすることが知られています．このような老化に伴うタンパク質の変性を防ぐことも，抗老化のひとつの視点と考えられています．

●MMP阻害

光老化した皮膚では，コラーゲンやエラスチンなどの細胞外マトリックスの構造タンパクを破壊するプロテアーゼ活性が亢進することが報告されています．これらのプロテアーゼには，種々のmatrix metalloprotease（MMP）やelastaseなどがあげられます．これらのプロテアーゼは，表皮角化細胞，真皮線維芽細胞に加えて，血中から遊走してくる白血球も産生源となります．組織をいったん壊して，新しいマトリックスに置き換えるという新陳代謝のひとつの現れでもあり，一見良いことのようにも思われますが，新しいマトリックスの産生が低下している皮膚では，結局のところマトリックスの破壊になってしまいます．加えて，シワが刻まれた状態での新組織の構築になってしまうため，シワの固定化に拍車をかけることになりかねません．そこで，MMP阻害剤などに抗老化効果が期待されるわけです．

●血管新生

真皮には毛細血管網が張り巡らされており，表皮などへの栄養などの補給を担っています．しかし，加齢に伴って毛細血管は脆弱になり，血液成分が漏れ出したり，機能低下しやすくなります．一方で光老化の場合には，上述のMMP活性化など，組織の再生反応が起こります．すなわち，傷んだ構造物はいったん壊して，その上で新たに構造物を構築しようとする反応です．その際に，従来の毛細血管を捨てて，新しい毛細血管に置き換えるという血管新生も起こります．これも一見よさそうなことですが，新生血管からさらに白血球などが動員されるというあまり好ましくない反応が優勢に進むようです．このような血管新生はサイトカインのバランスの乱れに基づいていますが，それを調節することも，抗老化の考え方の1つとして提案されています．

V 香りの効果

香粧品という言葉があるように，香りは化粧品と密接な関わりを持っており，長い歴史を歩んできています．古代では宗教的儀式で用いられる場面が多かったようですが，現在では私たちの生活に深く溶け込んでいます．嗜好品としての色合いもありますが，香りの効果も研究が進んできています．

●香料の薬理効果

西洋の伝統的なアロマテラピー（芳香療法）は，現代医療を補完する伝承的なものと位置付けられますが，症状に応じて多様な精油が用いられます．それらは直接皮膚に塗布されるため，薬理的効果が発揮されることが期待されると考えられています．また，精油成分には，抗酸化能や抗菌性を有するものがあります．

●嗅覚を介した効果

五感を司る感覚のひとつである嗅覚は，もともとは動物の命を守るために備わっているとされています．すなわち，敵と味方を区別したり異物を避けたりすることです．しかし，人類ではその機能はごく限られた場面でのみ発揮されますが，いい匂い，腐った臭いなど，きわめて多様な臭いをかぎ分けることができます．これは，鼻から吸い込まれた香り物質が，嗅上皮の嗅細胞に発現している受容体に結合し，その情報を中枢神経系に伝達し，匂いとして認識しますが，嗅細胞を興奮させるパターンにより匂いが分別されているようです．

嗅覚を介して中枢神経系に伝わった香りの刺激は，全身にさまざまな生理的・心理的作用をもたらします 図2-23．香りによって，私たちの気分が変わることはよく経験しますが，香りの種類により，リラックスさせたり（鎮静効果），リフレッシュさせたり（高揚効果）します．実際に，心理質問紙を用いた評価や脳波測定などにより，科学的実証データも取得されています．さらに，自律神経系や内分泌系にも影響を及ぼします．例えば，香りにより，ストレスが加わった際の交感神経の亢進や副腎からのコルチゾールの分泌などが抑制されることが示されています．また，心理的なストレスは皮膚バリア機能に悪影響を及ぼしますが，バラの香気成分がその悪影響を緩和するという研究報告もあります．

Ⅴ．香りの効果

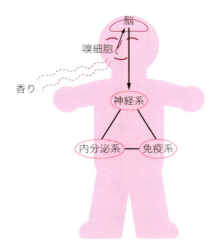

図 2-23　香りの効用

　このように，香りには，単にいい香り，臭いにおいという感覚的なものだけでなく，全神経を介してさまざまな効果を及ぼします．特にその心理効果については，心身医療の場面でも注目されています．私たちが日常香りを楽しむだけでなく，医療をサポートするなど心理的効果に着目した応用が広がっていくことでしょう．

●化粧品と香料

　よい香りが気分をリラックスさせたり，その心理的な効果は化粧品を楽しむ際のひとつの要素です．もっぱら香りを楽しむための化粧品がフレグランス化粧品です．その一方で，スキンケア化粧品やヘアケア化粧品など，さまざまな化粧品に賦香される場合もあります．その目的のひとつには，香りを楽しむことがあることは言うまでもありません．また，化粧品を構成する油分などの原料の一部には，あまり好ましくない臭いを有するものがあり（これを基剤臭と言います），香りをつけることで基剤臭をマスクする効果もあります．

　一般的に香りは単一の成分で構成されることはなく，複数の成分の複合的な効果で香りが構成されます．香料で基剤臭を単に抑えるのではなく，それと調和して，製品としての好ましい香りになるよう調香されているのです．このような調香技術は，製品に展開されるだけではなく，

身体に化粧品が塗布された場面でも機能します．例えば，皮脂が酸化されて発生する加齢臭（ノネナールはその構成成分）と調和する化粧品も開発されました．

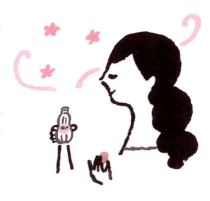

　無香料化粧品は，文字通り香料成分を加えていない化粧品で，基剤に依存した臭いが残っていることもあるようです．日本人は，歴史的・文化的背景からほのかな香りを好む傾向にありますから，スキンケア化粧品には香りは欲しくないというニーズもあるようです．その一方で，スキンケアするときこそ，リラックスした気分を演出したいと，ほのかな香りを好む方もいます．香りは個人の嗜好にもよりますが，私たちの生活にうまく取り入れて楽しみたいものです．

Ⅵ 化粧の心理効果

　化粧品の効果は多岐に及びますが，心や気持ちに働きかける効果もよく認知されています．いつまでも若々しく美しくありたい，という願いを実現するとともに，対人関係をスムースにしたり，気持ちを前向きにしたり，生活の質QOLを向上させることも可能です 図 2-24．

● メイクの効用

　メイクは美しく装いみせることで，気持ちが前向きになり積極的な行動を手助けすることができます．例えば，うまくメイクができたときには，気分の高揚にもつながります．顔色が悪いときに明るくみせたり，シミやクマなどをカバーしてみえにくくするように，欠点をカバーすることも，対人関係において積極的に振る舞えることになります．近年では，アザややけどなどをうまくカバーできるようなリハビリメイクなど，医療との連携も行われています．これらはいずれも単におしゃれを楽しむという領域を超えて，メイクが心に働きかけて，対人関係の調和を図る手助けをしていると考えられます．一方で，要介護の高齢者にメイク

Ⅵ. 化粧の心理効果

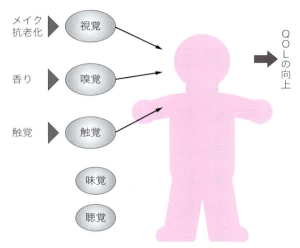

図 2-24　化粧の心理効果

をしてあげることで，笑顔が増えおむつが外せるようになったなどの事例も報告されています．これは，ご本人の脳機能を活性化させることで感情を豊かにし，意欲的になるという事象と理解することができます．

●香りの効用

　香料の効果については，前項にも記しました．嗅覚を介して気分を高揚させたり鎮静させたり，ストレスを緩和させたりします．鎮静効果は，鎮静薬に比較すれば，勿論穏やかなものですが，就寝時にうまく使うことで睡眠薬を減量あるいは中止することができたという事例報告もあります．また，抑うつ状態を背景とするアトピー性皮膚炎の心身医療的なアプローチについても香料の効用が報告されています．

●触れ合うことの効果

　化粧品はただ塗るだけではありません．マッサージなどを施すと，皮膚毛細血管の血流を促し，皮膚温を高めるという生理学的な効果だけでなく，触覚を介した心地よさを与えることもできます．マッサージを行いやすくするために，クリームなどの化粧品が用いられ，さらにその効果を引き出してくれます．また，ご自身で行うマッサージだけでなく，専門の技術者による施術は触れ合うことによるコミュニケーション，安心感の付与など，心理的効果が高まることが期待されます．

Column 4　天然・自然と合成

　化粧品には，自然派とか天然100%のちから，などのアピールをよくみかけます．合成などと聞くと，医薬品や化成品のように受け取られがちです．それに比較して，天然の恵みや自然なものというと，私たちが生きている自然界との親和性が高く，安全で肌にも良さそうなイメージがします．しかし，植物の中には有毒なものもありますし，必ずしも肌に良いものばかりではありません．特に天然物の場合，例えば植物エキスなどの場合にはそのエキスの調製方法，植物成分であればその精製方法によって，不純物として含まれるものがかなり変わってきます．したがって，天然由来＝安全と考えるのは必ずしも正しくありません．逆に，合成＝安全でないという考え方もおかしなことです．化粧品にはイメージも大切ですので，天然系と謳うことも時としてあるかもしれませんが，肌へのやさしさとは一線を画すべきとご理解ください．

Column 5　成分の浸透はどこまで？

　化粧品の効果を演出するために，「肌の奥深く＊まで，（＊角層のこと）」などの表現が用いられることがあります．化粧品の薬事規制からその効能は56効能に限られています（p.77）．実際には，スキンケア化粧品の作用ターゲットは角層に限定され，それより深い表皮に作用することは原則として許されません．美白薬剤など表皮メラノサイトが標的になりますが，その場合には医薬部外品（薬用化粧品）として申請承認のステップを経る必要があります．したがって，通常の化粧品の範疇では，「深く」といっても角層までが表現できる限界です．以上はあくまでも薬事的な表現上の問題であり，実際にはどうなのでしょうか？成分によっては角層より深く真皮血流に到達して，全身に分布することも十分考えられます．その成分の性状，塗布する際の剤型などに依存します．比較的浸透しやすい油性物質でかぶれを生じるのは，まさに表皮レベルまで浸透して感作原となっていることを示唆しています．

　健康な肌であれば角層を主体とするバリアが機能しますので，それを通過させるためには，医薬品の経皮製剤のように，分子サイズ，分子の極性，投与剤型などの工夫が必要です．一概には言えませんが，水溶性のタンパク質（ペプチド）の場合には分子量1,000以上のものは容易には通過しません．またコ

ロイド粒子などにおいても，数百nmのサイズのものも，容易には角層を通過しません．「ナノサイズの成分が肌の奥深くまで浸透…」というフレーズをみかけますが，なかなか紛らわしい表現のように思います．

抗老化成分がどこまで浸透しているのか，各事例により異なるかもしれませんが，*in vitro* 実験において認められる有効濃度で，真皮にまで到達させようとすると，かなりの高濃度で化粧品に配合しなければならないと思います．

Column 6　食物や内服による抗老化アプローチ

化粧品は塗布するものと定義されていますので，飲む化粧品というのは存在しません．しかし，美を追求するための手段として，食物やサプリメントの内服などのアプローチは重要と考えられます．ビタミンB群の投与により肌状態がよくなることはよく認知されています．逆に，喫煙が肌の健康状態を損ね，老いてみえる smoker's face を引き起こすことは疫学的に研究されています．これらのように，全身の栄養状態や酸化ストレスなどが，肌状態に影響することは十分考えられます．個々のサプリメントのエビデンスレベルに触れることはしませんが，今後，研究がさらに進み，機能性食品として美肌効果の訴求が増えていくことを期待したいと思います．また，その科学的根拠について，正しく理解されることを願っています．

機能性の追求

化粧品はほぼ毎日使うもので，私たちの身体を清潔にして美しくしてくれます．法律における定義は p.74 にて述べますが，ユーザーのニーズを満たすために，さまざまな工夫がされ，化粧品に求められる機能は，より一層高いレベルになっています．

化粧品に求められる品質として，安全性，安定性，使用性，有用性をあげることができます 表2-11．安全性とは，皮膚にトラブルを生じることなく毎日使えること．安定性とは，製造してから実際の使用期間において中味が変質しないこと．使用性とは，使い勝手がよいことや心地よく使えること．有用性とは，役に立つこと，すなわち期待された効果効能（＝機能性）を発揮すること．化粧品は毎日使うものですから，こ

表 2-11 化粧品の品質（特性）

安全性	トラブルを招かず、安全に使えること
安定性	使い切るまで、物の性質に変化がないこと
使用性	使いやすいこと、心地よく使えること
有用性	効能効果が得られ、役立つこと

れらの品質が求められることは言うまでもありません．特に，安全性と安定性は当然の必須要件で，使用性と有用性は化粧品の付加価値を高める品質と考えられます．

化粧品の有用性は，3つの要素から成り立っています．物理化学的有用性，生理学的有用性，心理学的有用性です 図 2-25．以下に，それらについて述べていきます．

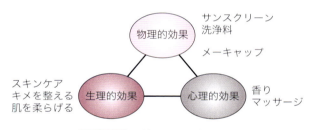

図 2-25 化粧品の有用性 3 要素

● 物理化学的有用性

　化粧品の物理化学的性質に基づいてその機能を発揮します．具体的には，洗浄料，サンスクリーン，メーキャップなどをあげることができます．洗浄料は，皮膚を清潔にする目的で，界面活性剤などからなる泡で，皮膚上の汚れや老廃物などを取り除くもので，製剤の界面化学的性質に基づきます．サンスクリーンは，紫外線から肌を守る目的で，紫外線散乱剤や紫外線吸収剤など，配合成分の物理的遮蔽効果や化学的な性質により効果を発揮します．また，メーキャップ化粧品の主目的は肌を鮮やかに彩ることにありますが，その色彩は，配合されている色材による可視光の吸収や反射に基づいています．これらのように，化粧品の基本機能には，配合成分の物理化学的性質により効果を発揮しているものが多

数あります.

● 生理学的有用性

　化粧品，特にスキンケア化粧品の基本的な効能の中には，皮膚に働きかけて実現するものが数多くあります．例えば，保湿クリームのように，保湿成分が角層に浸透し，角層水分量を上昇させることにより肌を潤わせて柔らかくするなどをあげることができます．美白化粧品には，表皮のメラノサイトに働きかけてメラニン産生を抑制するものもあります［ただし，この場合には薬用化粧品（医薬部外品）になります．p.81 にて詳述します］．これらはいずれも，皮膚の生理機能に働きかけて，その有用性を発揮しています．

● 心理学的有用性

　人はなぜ化粧をするのか，美しくありたいから．その本質を支えているのが化粧品の心理学的有用性です．心や気持ちに働きかける化粧品の力は偉大で，香りの効果，メーキャップの効果，ブランドの世界観など，さまざまな観点をあげることができます．これらについては，p.61，63 にて述べましたので，参照してください．

　以上，化粧品の有用性を支える3つの要素についてあげましたが，それぞれの要素を併せ持つものも少なくありません．例えば，メーキャップ効果です．その色彩については物理化学的性質に基づきますが，メーキャップによって得られる心理的な効果も少なくありません．また，有用性と使用性（使いやすさ）を両立させ，カップに移りにくい口紅などのようにユーザーのニーズを満たす商品も数多く出回っています．

Column 7　皮膚を観る・測る

　化粧品の効果効能は穏やかなものです．健康な方が毎日使って初めて効果を発揮するため，皮膚の微妙な変化を評価する，という宿命があります．ヒトの感覚に基づく官能評価も勿論大切で，貴重な情報を与えてくれます．しかし，時として主観的になったり，評価尺度が不安定であったりする場合があります．

　一方，皮膚を計測することで客観的な評価を行う方法がよく用いられます．例えば，角層水分量を電気伝導度あるいは静電容量など電気的に測定する方法は，化粧品の保湿効果を測定する際に汎用されます．これらの皮膚計測法には，非侵襲性，客観性，再現性などが求められます．化粧品の効果の評価ですから，バイオプシーのような観血的な方法は困難で，非侵襲的な方法が必要です．また，化粧品効能にマッチした評価法であることも求められます．

　最近の最先端技術として，3次元解析や光学技術を駆使した皮膚計測手法の開発が盛んに行われています．例えば，目尻シワの評価においては，皮膚表面形態の直接測定，あるいは，レプリカを介した計測において，3次元形状計測が行われ，日本香粧品学会が策定した化粧品機能評価法ガイドライン[5]にも収載されています．また，共焦点顕微鏡や第二高調波発生光（SHG光）顕微鏡なども開発され，皮膚内部構造のイメージングなどが提案されています．その他にも，皮膚計測技術の進歩は著しく，枚挙の暇がありません．詳細は成書をご参照ください．これらの手法は，化粧品の効果測定だけでなく，ターゲットとする皮膚トラブルの機序の理解にも貴重な知見をもたらします．さらに，病態生理の理解にも役立ちますので，皮膚科の先生方にも積極的に活用いただきたいと思います．このように最近の皮膚計測法の進歩は著しいものですが，まだできることには限りがあるのも事実です．特に，皮膚感触の評価など，感覚に基づく領域には課題も多く，今後の技術開発が待たれるところです．

Column 8　美容領域における効果判定の方法

　化粧品の効果効能の評価のために，皮膚計測法が種々開発されています．これらは化粧品の効果判定だけでなく，皮膚科領域の種々の疾患の診断，治療効果の判定，美容領域における効果の判定などに応用可能なものも少なくありません．特に，客観的なエビデンスを残しておくことは，医師と患者とのコミュニケーションを良好に行うためにも，重要になっています．最もシンプルな方法としては，デジタルカメラで撮影した画像をあげることができます．ある施術前後の比較を記録することが可能ですが，施術前後で撮影条件が異なっていては意味がありません．全顔の画像を再現性よく撮影できるように工夫された装置も市販されています．レーザー治療による色素斑の治療などにはこのようなイメージング装置は重宝すると思います．加えて，可視光線だけでなく，紫外線領域の写真を撮影すると，肉眼では判定しにくいシミもより明瞭に可視化することができます．このようなエビデンスを用意しておくと，美容医療における効果を患者と共有化する際に，きっと役立つことでしょう．

肌質

　ヒトの性格や顔かたちがおひとりごとに異なるように，肌質にも個人差があります．特に，スキンケアやメーキャップの対象となる顔の皮膚の性状は，千差万別です．化粧品メーカーにより，あるいは商品ごとに，肌質の捉え方は異なりますが，最も基本的な肌質の考え方は，水分の多い少ない，皮脂の多い少ない，の2軸で肌を分類し，N肌（普通肌），D肌（乾性肌），O肌（脂性肌），DO肌（乾燥型脂性肌）の4つに分ける方法です 図2-26．この分類はユーザーにも比較的わかりやすく受け入れられており，この肌質に合わせて，使うスキンケアアイテムを選択していただきます．例えば，同じブランドの化粧水でも，さっぱりタイプとしっとりタイプの2品が配置されている場合があります．脂性肌でしたらさっぱりタイプを，乾性肌にはしっとりタイプをお勧めして，肌質に合わせたスキンケア法を提案していきます．この肌質は，体質と同じく持って生まれた素因に基づくと考えられますが，年齢を重ねるにつれて変化します．また，もう少し短いスパンで季節や生理周期によっても

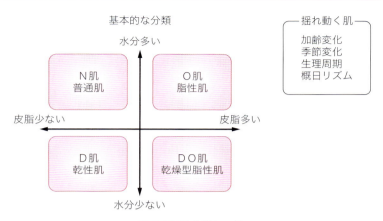

図 2-26 多様な肌質

揺れ動きます．すなわち，月経前症候群と呼ばれる時期には，テストステロン優位になり皮脂分泌が盛んになる傾向にあり，脂性になりがちです．このように内的な要因による変動のほかにも，環境要因の影響を強く受けるのが皮膚の特性です．紫外線の影響は最も顕著ですが，夏には汗をたくさんかき，日焼けの機会が増えます．逆に，冬には汗はあまりかかずに，木枯らしに肌を晒す機会が増えます．このように，皮膚生理が季節により異なるのですから，肌のお手入れも季節に合わせて変えていくのも合理的と思います．

最近，時間生物学という領域が注目を集めています．もともとは日内変動（サーカディアンリズム）の研究が発端になっていますが，末梢組織の細胞においても時計遺伝子が機能して，タンパク質の発現が昼に盛んになるものと夜に盛んになるものがあるという研究が行われています．注目すべきことに，皮膚を構成する表皮角化細胞や線維芽細胞などにおいても，時計遺伝子の支配によりある遺伝子発現に日内変動が存在することが明らかになってきました．以前から，朝はメークする前提での肌のお手入れ，夜はメークしなくて済むため入念なお手入れを，とスキンケアステップを変えている方もいらっしゃったかと思いますが，日内変動を考慮するとさらに朝と夜のスキンケアを進化させなければいけないことになるでしょう．

VIII. 肌質

●敏感肌

　「あなたの肌は敏感ですか？」と妙齢の女性に尋ねれば，多くの方がYes と答えます．敏感肌に関する研究によれば，ある調査では9 割近く，別の調査では約7 割が，「私の肌は敏感」という自称敏感肌だそうです．これは質問の仕方にもよりますが，女性心理に基づくものとも考えられます．しかし，敏感肌の定義はあいまいです．何らかの原因で，多くの方には問題なく使える化粧品が合わない肌，と理解される場合が多いかと思います．確かに化粧品の製剤あるいは特定の成分に対して，感受性の高い方の場合には，かぶれたり，ちくちくしたり，という方がいらっしゃるのは事実です．また，日焼けをしやすい，日焼けをするとかぶれる，という光線過敏症予備群も敏感肌の一部と考えられます．もし，特定の成分に過敏だと認識できていれば，化粧品の成分表示を参照して，君子危うきに近寄らず，の対応をとっていただくのが賢明です．また，化粧品メーカー各社は，肌トラブルを起こしにくい原材料から構成した，いわゆる「敏感肌向け化粧品」も用意していますので，それを試していただくのも一案です．試供品などで確認されることをお勧めします．敏感肌向けであろうがなかろうが，トラブルなく気持ちよく使える化粧品が，ベストであることは言うまでもありません．

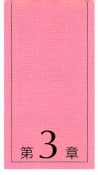

第3章

化粧品の薬事規制と品質

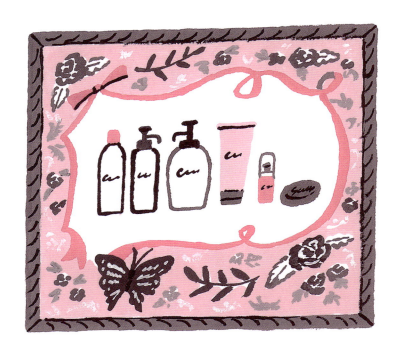

この章のねらい

　化粧品は私たちの身の回りにたくさんあり，とても身近な存在です．しかし，どの化粧品も一定のルールの上で作られ，ユーザーに届けられて初めて安心して使用することができます．本章では，日本国内の化粧品を取り巻く薬事規制について概説するとともに，化粧品に求められる品質についても触れ，医薬品とは異なる位置づけについて，理解を深めていただきたいと思います．

化粧品の定義・効能効果

　化粧品は，医薬品医療機器等法（旧薬事法）によって，次のように定義されています[6]．
　「人の身体を清潔にし，美化し，魅力を増し，容貌を変え，又は皮膚若しくは毛髪をすこやかに保つために，身体に塗擦，散布などこれらに類似する方法で使用されることが目的とされている物で，人体に対する作用が緩和なものをいう．」
　ここで注目いただきたいのは「人体に対する作用が緩和なものをいう」ということです．目的に応じた効果を発揮しなければなりませんが，ドラスティックな効果ではなく，緩やかに効かなければいけないのです．
　医薬品医療機器等法は，化粧品のみならず，医薬品，医薬部外品，医療機器についても定めています 表3-1．医薬品には，医師によって処

表 3-1　化粧品の位置づけ

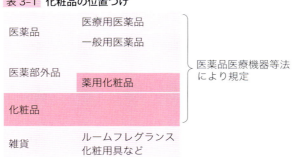

方される医療用医薬品，薬局などで市販されている一般用医薬品（1類〜3類）があります．医薬部外品は，日本独特のカテゴリーで，その一部に薬用化粧品があります．一方，化粧品とともに使う用具（パフ，ブラシなど）などは，雑貨に位置付けられ，医薬品医療機器等法で規定されるものではありません．香りを楽しむものでも，香水やオーデコロンなど身体に触れるものは化粧品ですが，ルームフレグランスなどは，雑貨となります．したがって，一般に「化粧品」として認知されているものには，化粧品と薬用化粧品があることをご理解ください．

　化粧品にはいろいろな種類があります．表 3-2 に，目的別の分類を示しました．男性の皆さまも毎日いずれかは使われているはずです．歯磨きも化粧品です．

表 3-2 化粧品の分類（目的別）

		使用目的	主な製品
スキンケア		洗浄	洗顔フォーム
		整肌　保護	化粧水，乳液，クリーム，美容液
メーキャップ		ベースメーキャップ	ファンデーション，おしろい
		ポイントメーキャップ	口紅，ほほ紅，アイシャドー，アイライナー，エナメル
ボディケア		浴用	石鹸，液体洗浄料，入浴剤
		紫外線防御	日焼け止めクリーム，サンスクリーン
		制汗，防臭	デオドラントスプレー
ヘアケア	頭髪用	洗浄，トリートメント	シャンプー，リンス，ヘアトリートメント
		整髪	ヘアムース，ヘアワックス
		パーマネントウェーブ	パーマ剤（1剤，2剤）
		染毛，脱色	ヘアカラー，ヘアブリーチ，ヘアマニキュア
	頭皮用	育毛，養毛	育毛剤，ヘアトニック
オーラルケア		歯磨き	歯磨き，洗口剤
フレグランス		芳香	香水，オーデコロン

I．化粧品の定義・効能効果

　化粧品や医薬部外品（薬用化粧品）と医薬品との違いを**表 3-3** にまとめました．医薬品は治療を目的としていますから，頭痛などで鎮痛薬を服用したとしても，その症状がおさまれば服用はやめます．一方で化粧品は，健康な方が美と健康を維持するために，ほぼ毎日，しかも長期間にわたって使うものです．ここが大きな相違点です．また，医薬品の投与ルートは，内服，注射，外用など多岐にわたりますが，化粧品は塗布あるいは散布に限定されます．したがって，肌を美しくするサプリメントなどは，化粧品には含まれません．

　化粧品と医薬品の効能効果について考えてみましょう．医薬品は適用症として効能効果が明確にされています．一方で，化粧品の効能効果は法律で 56 項目に決められています[7]．**表 3-4** に化粧品の効能効果を示しました．1〜16 は毛髪や頭皮に関する項目，17〜37 はスキンケア化粧品に関する項目，38 はフレグランス化粧品，39〜41 は爪に関する製

表 3-3 化粧品と医薬品との比較

	化粧品	医薬部外品（薬用化粧品）	医薬品
使用目的	保健・衛生・美化・魅力（官能重視）		治療・診断・予防（効能重視）
使用部位	人の皮膚・毛髪・爪		人体・動物
用法	外用		内服・注射・外用他
対象	健常人		疾病
期間	長期連用		疾病時のみ
効能効果	**緩和な作用** 56 項目に限定	**緩和な作用** 化粧品よりも優れた効果	効能優先
有害事象	許されない		効能とのバランスでやむをえない場合もある
成分表示	全成分表示	「医薬部外品」「薬用」有効成分，表示指定成分	有効成分
期限表示	表示不要．ただし，3 年以内に品質が変化する恐れがあるものは使用期限を表示		有効期限表示
申請	製造業許可	品目ごとの承認および製造許可	品目ごとの承認および製造許可（長い開発期間と膨大な費用を要する）

表 3-4 化粧品の効能（56 項目）

1. 頭皮，毛髪を清浄にする
2. 香りにより毛髪，頭皮の不快臭を抑える
3. 頭皮，毛髪をすこやかに保つ
4. 毛髪にハリ，コシを与える
5. 頭皮，毛髪にうるおいを与える
6. 頭皮，毛髪のうるおいを保つ
7. 毛髪をしなやかにする
8. クシどおりをよくする
9. 毛髪のつやを保つ
10. 毛髪につやを与える
11. フケ，カユミがとれる
12. フケ，カユミを抑える
13. 毛髪の水分，油分を補い保つ
14. 裂毛，切毛，枝毛を防ぐ
15. 髪型を整え，保持する
16. 毛髪の帯電を防止する
17. （汚れを落とすことにより）皮膚を清浄にする
18. （洗浄により）にきび，あせもを防ぐ（洗顔料）
19. 肌を整える
20. 肌のきめを整える
21. 皮膚をすこやかに保つ
22. 肌あれを防ぐ
23. 肌をひきしめる
24. 皮膚にうるおいを与える
25. 皮膚の水分・油分を補い保つ
26. 皮膚の柔軟性を保つ
27. 皮膚を保護する
28. （皮膚の）乾燥を防ぐ
29. 肌を柔らげる
30. 肌にはりを与える
31. 肌につやを与える
32. 肌を滑らかにする
33. ひげを剃りやすくする
34. ひげそり後の肌を整える
35. あせもを防ぐ（打粉）
36. 日やけを防ぐ
37. 日やけによるシミ，ソバカスを防ぐ
38. 芳香を与える
39. 爪を保護する
40. 爪をすこやかに保つ
41. 爪にうるおいを与える
42. 口唇のあれを防ぐ
43. 口唇のきめを整える
44. 口唇にうるおいを与える
45. 口唇をすこやかにする
46. 口唇を保護する，口唇の乾燥を防ぐ
47. 口唇の乾燥によるカサツキを防ぐ
48. 口唇を滑らかにする
49. ムシ歯を防ぐ
50. 歯を白くする
51. 歯垢を除去する
52. 口中を浄化する（歯みがき類）
53. 口臭を防ぐ（歯みがき類）
54. 歯のやにを取る
55. 歯石の沈着を防ぐ
56. 乾燥による小ジワを目立たなくする

49～51, 54, 55（歯みがき類：ブラッシングを行う場合）

品，42〜48 はリップ製品に関する項目，49〜55 は歯磨きなど口腔製品に関する項目です．56 もスキンケア製品に関するもので，2011 年に追加となりました．有害事象の位置づけも大きく異なります．医薬品においても有害事象は少ないに越したことはありませんが，医薬品の場合には，抗がん剤のように，ある程度の有害事象を伴っても治療効果を優先して使用する場合もあります．特に医師など専門の医療スタッフが経過を見守りつつ投与されますから，有害事象などについても把握しやすいでしょう．一方，化粧品には有害事象は許されません．特に，必ずしも専門家ではない幅広い層の一般の消費者が，自分の判断で使うものですから，トラブルなどで期待を裏切ることのないよう，安心して楽しくお使いいただけるのが大前提です．

　化粧品製造における規制緩和について，ご説明しましょう．2000 年以前は，化粧品の製造においても 1 品目ごとの届け出が必要でした．2001 年以降は，製造業としての認可を受けた会社であれば，メーカーの責任の下で自由に化粧品の製造が可能になりました．ただ，化粧品の定義そのものは法律に基づいて変わりなく，一定のルールを守る必要があります．表示についても記載すべき項目が決まっています．例えば，配合成分については全ての成分について配合量の多い順に記載しなければなりません．また，化粧品に配合禁止された成分リスト（ネガティブリスト）に収載されている成分は配合できません．一方，従来は配合した場合に表示が義務付けられていた表示指定成分もポジティブリストとして整理されました．防腐剤や紫外線吸収剤などは，ポジティブリストに収載した成分から配合しなければなりません．このように一定のルールは順守しなければなりませんが，それ以外に関しては自由度が大きくなり，現在に至っています．

医薬部外品（薬用化粧品）

　医薬部外品も医薬品医療機器等法により次のように定義されています[8]．

　「人体に対する作用が緩和なものであって機械器具等でないもの，厚生労働大臣の指定するものをいう．」（抜粋）

「人体に対する作用が緩和なもの」という表現がまた出てきました．化粧品と同じです．

日本独自のカテゴリーで，法律や省令で改正がたびたび行われてきたため，具体的な構成がわかりにくくなっています．ここでは医薬部外品について全てをあげることは割愛しますが，コンタクトレンズ用消毒剤，絆創膏，殺虫剤なども医薬部外品に含まれます．この医薬部外品の一部に薬用化粧品が位置付けられます．具体的な品目（種類）とそれに応じた効能効果が決められています 表 3-5．化粧品と似たような効能もあり，その区別は難しいかと思います．原則として，化粧品よりも優れた効果が期待され，それを発揮するための有効成分が一定の濃度で配合されなければなりません．この有効成分のことを医薬部外品主剤と呼ぶ場合もあります．

化粧品より優れた効果が期待される薬用化粧品ですから，製造販売に関してもより厳しい規制を受けます．具体的には，品目ごとに承認および製造許可を受けなければなりません．また，表示のルールについても細かく定められており，「医薬部外品」「薬用」などの表示をするとともに，その有効成分や効能についても記載しなければなりません．一方で，化粧品では，それを構成する成分を全て表示しなければなりませんが，医薬部外品では業界の自主基準に基づいて全成分が表示されていますが，法律では必ずしも定められていません．

医薬部外品の承認を受ける際に，いくつかのレベル分けが行われます．すでに承認された医薬部外品と同じ成分および配合濃度を含むものである場合，その前例を踏襲していることから，必要とされる申請データは少なくて済みます．その一方で，新規な成分や新たな配合量を含む場合には，安全性データなど，医薬品開発に匹敵するほどの膨大なデータが求められます．安定性においても，3年間の保存において有効成分が90％以上の定量値を確保することが求められます．したがって，新規な医薬部外品主剤を開発するためには，多くの費用と期間が必要になることは言うまでもありません．大手化粧品メーカーや原料メーカーなど開発力を備えた企業でなければ難しいのが現実です．

化粧品の効能が56効能に限定されている[10]一方で，それを超える効能を発揮する化粧品（機能性化粧品と呼ぶこともあります）は薬用化粧

3 化粧品の薬事規制と品質

表 3-5 薬用化粧品の効能効果

種類	効能または効果
1．シャンプー	ふけ・かゆみを防ぐ 毛髪・頭皮の汗臭を防ぐ 毛髪・頭皮を清浄にする 毛髪・頭皮をすこやかに保つ 毛髪をしなやかにする
2．リンス	ふけ・かゆみを防ぐ 毛髪・頭皮の汗臭を防ぐ 毛髪の水分・脂肪を補い保つ 裂毛・切毛・枝毛を防ぐ 毛髪・頭皮をすこやかに保つ 毛髪をしなやかにする
3．化粧水	肌あれ，あれ性 あせも・しもやけ・ひび・あかぎれ・にきびを防ぐ 油性肌 かみそりまけを防ぐ 日やけによるしみ・そばかすを防ぐ 日やけ・雪やけ後のほてり 肌をひきしめる，肌を清浄にする，肌を整える 皮膚をすこやかに保つ，皮膚にうるおいを与える
4．クリーム，乳液，ハンドクリーム，化粧用油	肌あれ，あれ性 あせも・しもやけ・ひび・あかぎれ・にきびを防ぐ 油性肌 かみそりまけを防ぐ 日やけによるしみ・そばかすを防ぐ 日やけ・雪やけ後のほてり 肌をひきしめる，肌を清浄にする，肌を整える 皮膚をすこやかに保つ，皮膚にうるおいを与える 皮膚を保護する，皮膚の乾燥を防ぐ
5．ひげそり用剤	かみそりまけを防ぐ 皮膚を保護し，ひげをそりやすくする
6．日やけ止め剤	日やけ・雪やけによる肌あれを防ぐ 日やけ・雪やけを防ぐ 日やけによるしみ・そばかすを防ぐ 皮膚を保護する
7．パック	肌あれ，あれ性 にきびを防ぐ 油性肌 日やけによるしみ・そばかすを防ぐ 日やけ・雪やけ後のほてり 肌をなめらかにする 皮膚を清浄にする
8．薬用石けん （洗顔料を含む）	〈殺菌剤主剤のもの〉 　皮膚の清浄・殺菌・消毒 　体臭・汗臭およびにきびを防ぐ 〈消炎剤主剤のもの〉 　皮膚の清浄 　にきび・かみそりまけおよび肌あれを防ぐ

品として承認を受けて製造販売することになります．最も典型的なものが，美白化粧品です．紫外線によるメラニンの生成を防ぐ，などの訴求が可能になります．典型的な美白薬剤は，表皮内のメラノサイトに作用して，メラニン産生酵素であるチロシナーゼを阻害します．すなわち，有効成分は生きている表皮に働きかけているのです．ここにも化粧品と薬用化粧品の違いがあります．化粧品は基本的には死んだ組織である角層に働きかけ，表皮に働きかけてはいけないと理解されています．生きている組織である表皮（角層を除く）に働きかけるのであれば，医薬部外品，医薬品と解釈され，一般的にもそのように運用されているのが事実です．

医薬部外品制度は日本固有の制度です．それぞれの国により，機能性化粧品カテゴリーのルールは異なり，韓国では機能性化粧品，中国では特殊用途化粧品，台湾では含薬化粧品という制度で運用されますが，おのおの薬事規制の内容が異なります．また，欧米にはこのような制度はありません．欧州では，データが担保されていれば「抗シワ anti-wrinkle」についても訴求が可能ですが，日本では抗シワは訴求することができません．シワに関連しては，「乾燥による小ジワを目立たなくする」という化粧品効能が認められているのみです．前述のとおり，この化粧品効能は2011年に新たに追加となりました．

欧州で抗シワ効果を訴求している製品を日本に輸入しても抗シワ訴求ができなかったのです．化粧品効能を訴求するためにはその効果試験を行わなければなりません．緩和な効果を測定するために工夫された独特の皮膚計測法などが用いられます（2章 Column 7「皮膚を観る・測る」(p.69)を参照ください）．欧州では化粧品の効能訴求の裏付けとなる皮膚計測法の開発が盛んに行われ，大学研究者やテストラボとも呼ばれる外部の評価機関などの研究者が協力してガイドライン作りなどが行われてきました．日本でも，日本香粧品学会が機能性化粧品評価法専門委員会を組織して，種々のガイドライン作りが進みました[5]．抗シワ効果の評価を目的とし，目尻シワを対象として，目視によるシワグレード評価，写真撮影方法，レプリカにより皮膚形状を転写し形状計測により評価する方法，フリンジプロジェクションという最新の光学計測技術を応用した *in vivo* 計測など，シワ評価に関わるガイドラインを策定しまし

た[3]．業界団体とともに行政に抗シワ効果の認可にむけた働きかけを行いました．化粧品効能を上回る機能であれば，薬用化粧品として認可を受けることになります．2016年7月，ポーラ化成工業が「シワを改善する」効能の医薬部外品の承認を初めて取得したとのニュースがありました．今後，市場を席巻することになるでしょう．一方で，化粧品効能として，「乾燥による小ジワを目立たなくする」という56番目の効能が認められました．ただし，効能効果試験を行い担保するよう義務付けられています．業界にとっては，抗シワ効能の訴求が可能になり画期的な出来事でした．最近ではこの効能を訴求する製品もたくさん市場に並ぶようになりました．

III. 国内化粧品市場と流通

　経済産業省生産動態統計によれば，化粧品の国内出荷金額は，2000年以降多少の上下はありますが，年間約1兆5千億円で推移しています．また，約2兆3千億円との民間の調査もあるように，俗に2兆円産業と言われます．ヒット商品が生まれたり，インバウンド消費などで多少の上乗せがあったとしても，ほぼ市場サイズは一定で飽和に達しています．その市場の構成について述べてみます．

● **多様な購買チャネル**

　化粧品専門店，デパート，訪問販売，ドラッグストア，GMS，通信販売，カウンセリング販売，セルフ販売…

　皆さまは化粧品をどこで購入されますか？どのような基準で選びますか？どれもみな同じだから安価なものを手軽に，という方もいらっしゃれば，素敵な香りとこだわりの感触を求めて高級化粧品を求められる方もいらっしゃると思います．また，肌質もひとそれぞれ異なりますので，特にスキンケア化粧品は肌に相応しいものを選択してください．現在は化粧品の購入チャネルは多岐に及び，化粧品専門店，デパート，訪問販売，スーパーマーケット，ドラッグストア，コンビニエンスストア，通信販売，などをあげることができます．カウンセリングを伴う対面販売とカウンセリングを伴わないセルフ販売に大別されます．これだけ化粧品が多様化し氾濫している現在，どのように選んだらよいか迷う時もあ

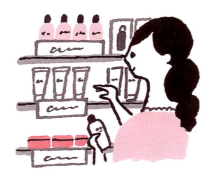

るでしょう．ぜひカウンセリングを受けて，肌に合うもの，ご自身の価値観に合うものを相談しながら選んではいかがでしょうか．一方で，セルフ販売のメリットもあります．多忙のため相談している時間がなければ，ご自身で集めた情報や友人のお勧めをもとに，購入することになります．Web上でも口コミなどたくさんの情報が飛び交う現在ですから，それらも重要な参考になることでしょう．

　化粧品の製造に関する規制緩和が行われて以降，国内では化粧品業界への新規参入が増えています．大手の化粧品メーカーだけでなく，医薬品メーカーや今まであまり化粧品とは縁のなかった飲料メーカーなども化粧品を開発し，さまざまなブランドで発売しています．美と健康を追求する消費者のニーズを受けて，実店舗を設置しなくてもよい通信販売の業態，製造を受託するOEMメーカーの発展なども，新たなブランドの展開を促す要因となっています．

IV. 化粧品の品質

化粧品の品質

　化粧品は健康な人が毎日使うものですから，化粧品ならではの品質特性が求められます．使いやすく気持ちよく使えて，トラブルなく，そしてきちんと効能を発揮してくれる，という当たり前の品質です．以下に，安全性，安定性，使用性，有用性に整理してご紹介しましょう 表 3-6．

表 3-6 化粧品の品質（特性）

安全性	トラブルを招かず，安全に使えること
安定性	使い切るまで，物の性質に変化がないこと
使用性	使いやすいこと，心地よく使えること
有用性	効能効果が得られ，役立つこと

❶ 安全性

　美しく健やかにするための化粧品ですから，それによって肌トラブルを起こすことがあってはいけません．化粧品に求められる品質の中でも優先して確保されるべき重要なものです．しかし，「絶対に安全です」という保証は困難です．リスクを最小限にすることは企業に求められることは言うまでもありません．そのためには，過去の有害事象などに学ぶ必要があります．

　1960～1970年代に起こったリール黒皮症（女子顔面黒皮症）は，赤色219号，黄色204号に含まれる不純物 Sudan I による接触皮膚炎で，色素沈着を発症したという有害事象です[9]．以降，化粧品原料の精製度向上の取り組み，安全性追求の動きが盛んになり，研究レベルも進化しました．試験法も，化粧品素材の評価，最終製品での評価，実使用場面を想定したリスク評価なども進みました．その中から，防腐剤や紫外線吸収剤などは，化粧品を作るうえでは役立つものですが，どうしても皮膚刺激性あるいは皮膚感作性のポテンシャルが少なからずあり，一部の方には肌にトラブルを発生するリスクがやや高いことから，表示指定成分として位置付けられました．すなわち，配合した場合には，パッケージに表示することが義務付けられたのです．この仕組みは，化粧品の規制緩和に合わせて全成分表示が義務付けられたことにより実質上はなく

なりました．しかし，防腐剤や紫外線吸収剤は，ポジティブリストに位置付けられており，そのリストに収載されているものから選択して用いなければなりません．これらの取り組みにより，日本の化粧品の品質向上が図られ，トラブルも少なくなりました．しかし，ここ数年，新たな有害事象が発症してしまいました．

　そのひとつが，2010年に起こった茶のしずく石鹸によるアナフィラキシーです．これは，当該石鹸を使用した方が運動誘発性アナフィラキシー（呼吸困難など）を発症したもので，原因物質として「加水分解コムギ末」に含まれる分子量5〜6万のタンパク質が特定されました．毎日使用することで，経皮的に感作され，経口摂取した小麦でアレルギーを発症したと考えられました．食物で摂取するものだから安全という概念を払拭し，経皮適用する場合のリスクを想定しなければいけないという新たな概念の警鐘を鳴らしたものと思います．

　もうひとつが，2013年に起こったロドデノール白斑問題です．ロドデノールを含む美白化粧品による白斑が発症した事例です．チロシナーゼによるロドデノール代謝物による細胞毒性やアレルギー性などが原因という研究が行われました．使用中止により白斑症状の改善例が多く認められるとの知らせは届いていますが，美白を求めたお客さまにとってはとてもつらいことであったことと思います．このようなトラブルを未然に防ぐよう努めなければなりません．

　このような事例に学び，さらに安全性を追求していかなければなりませんが，前述したように全ての人に「絶対に安全です」ということはできません．おひとりおひとりの肌にあうものを見つけていただくことが，健やかな肌に大切なことだと思います．

　肌に合うものが見つかったら，それをずっと使い続けたほうがよいのか？ここは議論が分かれるところです．人の肌質は千差万別です．どんな化粧品でも問題なく使っていただける肌の方もいれば，なかなか合う化粧品がないという肌の方もいらっしゃるのも事実です．後者のような方がようやく出会った合う化粧品であれば，それを使い続けたほうがよいと思います．一方で，いろいろな化粧品をローテーションさせたほうが感作性などのリスクを減らすことができるのではないかという考え方もあるようですが，それをサポートするエビデンスはないと思います．

IV. 化粧品の品質

また，さまざまな化粧品が次々と提案されますから，新しいものを試してみたいと思う移り気な気持ちも理解できますし，化粧品を選ぶ楽しみであるのかもしれません．

❷ 安定性

　化粧品は多くの成分から構成されています．乳液やクリームなどは，水と油分という本来混和しないものを，界面活性剤という両親媒性物質（水にも油にも親和性を有する化合物）を橋渡し役として乳化物（エマルション）を構築しています．また，ファンデーションやサンスクリーンなどは，水と油に加えて色材や粉体などの固形物を分散させています．これらは物理化学的には基本的には不安定な状態にあり，分離しやすいものです．それを処方系の工夫により，製造してからお客さまが使い切るまで，安定な状態を保つことが求められます．化粧品では未開封状態で3年の品質維持が可能な場合には消費期限を表示しなくてよい，というルールになっています．逆に，3年間の品質維持ができない特殊な場合には，消費期限を表示しなければなりません．その保証のために，製造メーカーでは，その製品に応じた安定性試験を実施します．評価は，色調などの外観，粘度・硬度・pHなどの物理化学的性質，分離などのトラブルを予知するための乳化粒子の観察，匂いや使用性などで行います．

　3年間をかけて試験するのではなく，温度を変化させたり，光を照射したり，種々の加速試験・過酷試験などを行います．企業が保証するのは未開封状態ですが，実際には開封後にも品質が維持されるように設計されています．

　ここで重要な特性として，防腐防黴性をあげることができます．化粧品は，水，油に加えて，糖やタンパク質なども含んでおり，微生物が生育しやすい環境にあります．ファンデーションやリップ製品などでは，肌に直接触れることになり，肌の汚れや微生物が化粧品に混入することになり，厳しい条件です．カビなどが生育すると，品質の保持はできませんので，それを防ぐ防腐防黴性が求められます．具体的には，パラヒドロキシ安息香酸エステル（通称，パラベン）などの防腐剤が配合されます．パラベンは優れた防腐効果を発揮するため，品質保持に役立ちま

すが，一部の方にまれにアレルギー性を示す場合があるので注意が必要です．そのような方は，ぜひ，全成分表示で確認してください．また，ポリオールなどの配合処方によって，パラベンなどの防腐剤を含まなくても防腐防黴性を確保する工夫も行われるケースもあります．

　お客さまの立場からすれば，最後まで変わらない品質で使いきることが理想ですが，実際の使用場面は多岐に及ぶため，必ずしも全てのケースに対応できない場合もあります．昨年のサンスクリーンが残っているが，使用して構わないか？という問い合わせなどをよく受けます．基本的には3年間の品質をキープできるように設計されていますから，問題はないと推察されますが，ぜひ，外観やにおいなどを確認いただき，少しでも気になる点があったら使用を控えてください．特にサンスクリーンなどは，夏場に高温条件下に置かれる場合も多く，品質が保たれているのか懸念されます．

❸ 使用性

　化粧品の使用性とは，使いやすいこと，心地よく使えることです．当たり前のことですが，毎日継続して使うためには，とても重要な要素です．乳液やクリームなどの中味処方の物性は，塗布したときの伸びや広がり，なじみ，感触を左右します．サンスクリーンなど広い部分にムラなく塗布すべきものでは，塗り広げやすさなどが求められますし，逆に，アイラインなどでは滲まないような設計が好まれます．加えて，中味処方と容器との組み合わせも重要な要素です．例えば，ポンプタイプの容器も多く用いられますが，ワンプッシュで吐出される量，押し圧（中味の粘度が影響します）が適正か，最後まで使い切ることができるか，などが求められます．シニア向けの商品で，ポンプが固く押しにくかったら不便です．どなたにもやさしく使っていただけるユニバーサルデザインに配慮した容器設計なども重要な観点です．メーキャップ化粧品の用具も，使いやすさの追求が盛んに行われています．ファンデーション用のパフ，チークなどのブラシ，マスカラのコームなど，日々進化している例は枚挙の暇がありません．使いやすい用具で短時間でばっちりメークが仕上がると，気分爽快です．

❹ 有用性

　有用性とは役に立つことです．化粧品においては有用性＝効能効果と考えてください．化粧品の効能効果は緩和でなければならず，56効能に限定されていることは前述のとおりです[7]．実際に化粧品を使って，その効果が実感できればよいのですが，なかなか実感しにくいケースもあります．そこで，Evidence-based cosmetics（EBC）という概念が重要視されるようになっています．EBCとは，科学的に妥当な方法により，その効果が検証された化粧品のことです．ひとりやふたりのデータではなく，客観的に評価される効果データを取得した上で，その効果を訴求していくという，当たり前のことです．

　しかし，エビデンスを取得するといっても，化粧品ならではの難しさがあります．化粧品の効果は「緩和」であること，健康な方が毎日使って初めて効果が発揮されることが多いことが，難しい課題となります．メーキャップによる美しい仕上がりなどは，肉眼で判断することが可能なため，比較的評価しやすいのですが，スキンケア化粧品の効能効果の評価は，皮膚の微妙な変化を捉えなければならず，困難を伴います．加えて，皮膚生検などは採取できませんので，皮膚を傷つけない非観血的，非侵襲的な手法が求められます．後述するように，さまざまな皮膚

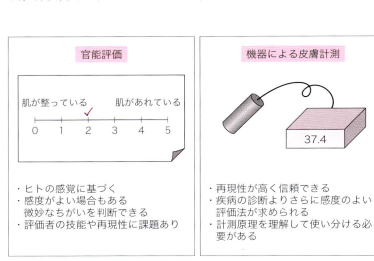

図 3-1　官能評価と機器計測の比較

計測法が開発されてきましたが，まだまだ課題も多く残っています．そこで，ヒトの感覚に依存する官能評価と機器計測による評価を併用して，化粧品の効果を評価します．図 3-1 に，官能評価と機器計測のメリット，デメリットをまとめました．官能評価は，ヒトの感覚に基づき，皮膚の微妙な違いを感度よく判別できます．ところが，評価者の技能に依るところが多く，再現性にやや難点を伴います．一方，機器計測は再現性に優れますが，計測原理によっては条件設定が難しい場合もあり，また，全ての皮膚性状を計測できるとは限りません．しかし，最近は非侵襲皮膚計測技術の進歩が著しく，皮膚内部をイメージングする光学技術なども盛んに開発されています．いずれにしても，どのような被験者を対象として，どのような評価法を採用するのかなど，試験計画の立案が重要になってきます．

Column 9　保湿効果の実証

　角層の保湿効果を高めて皮膚を柔らかく保つことは，スキンケア化粧品の基本機能のひとつです．そのエビデンス取得のために，多くのアプローチが提案され実用化されています．最も汎用されているのは，電気的手法による角層水分量の測定です．簡便に測定できることから，保湿効果の検証だけでなく，乾皮症の研究にも有用です．ただ，角層には深さ方向の水分勾配（外側約 30％〜内側約 60％）が存在しますが，電気的な手法では測定深さを明確にすることができません．光学的な最新機器（共焦点ラマン分光計）では，深さ $2\mu m$ ごとに水分分布を測定し，角層に水分を与えた時の変化をより詳細に観察できるようになっています．また，これらの測定では，あるポイントでの測定に限定されていましたが，近赤外線カメラを用いると，潤いの多いところ少ないところなどをイメージングして，水分の分布を面でとらえることが可能になってきています．

> **Column 10** 光による皮膚内部の観察
>
> 皮膚病変の観察において，デルマスコープによる観察がよく行われるかと思います．皮膚内部のメラニンや毛細血管などを可視化するものですので，これも立派な「光による皮膚内部の観察」に位置付けられます．一方，研究や診断のために，より洗練され解像度に優れた顕微鏡などの非侵襲皮膚計測技術が開発されています．共焦点顕微鏡は，肌内部のメラニン，メラノサイトの可視化や表皮細胞の構築の可視化に優れており，種々の皮膚腫瘍の観察にも応用されています．最近では，非線形光学現象や多光子励起蛍光という難しい光学技術を使って，真皮コラーゲン線維やエラスチンの可視化も行われるようになりました．この領域は，レーザー光源，検出器，解析技術などの進歩が相まって加速度的に進歩しています．非侵襲皮膚計測技術の進歩は，化粧品の有用性実証に役立つだけでなく，皮膚基礎研究から臨床研究まで，幅広く活用されていくことでしょう．

❺ 化粧品に求められる価値の多様化

化粧品が氾濫する日本において，お客様に提供するコンセプトや価値も多様化しています．単に機能だけを求めるのではなく，夢を求めて投資をします．いくつかの事例を紹介します．

●環境への配慮

化粧品の製造過程では，多くの場合に加熱工程を伴い，何らかのエネルギーを必要とします．また，容器を廃棄して焼却すれば，CO_2 を排出し，地球温暖化を加速します．地球温暖化を抑制する世界的な動きに呼応すべく，化粧品においても，低エネルギー生産を追求したり，生分解性に配慮した容器を開発したり，また最近では，詰め替え容器とレフィルの組み合わせもポピュラーになりました．

●オーガニック化粧品

化粧品には動物（特に哺乳類）由来の原料が使われることは徐々に少なくなっています．羊の脂から精製したラノリンは，化粧品に多く用いられましたが，不純物の感作性などから現在では使われていません．また，BSE などのウイルス感染のリスクから牛由来の原料も使われなくなりました．代わりに植物由来原料が多く用いられています．特に，化学

肥料を使用せずに有機栽培された植物に由来する原料に，特に価値を見出す化粧品もあり，オーガニック認証やトレーサビリティなども求められつつあります．

● フリー化粧品

　無香料，無着色，無添加，パラベンフリー，ノンケミカル，ノンシリコーン．とにかく人体や肌に悪そうなものを極力除去しようという価値感です．確かに，化粧品を構成する素材の一部には，感作性などのポテンシャルを有するものがあり，それを除去することが必要なケースもあります．例えば，パラベンにかぶれる方は，パラベンフリー化粧品をお使いいただくべきです．そのような価値を求める方向けに，さまざまなフリー化粧品が提案されています．香料が苦手な方は無香料の化粧品を好まれるでしょう．しかし，その一方で，失われる価値もあることをご理解ください．すなわち，無香料では，化粧品原料の匂い（基剤臭と言います）がして，必ずしもよい匂いではありません．ほんの少しだけ賦香することで，基剤臭をマスクしたり，より心地よく使えるようになります．新たな市場を形成したいがために，その価値を少しばかり誇張しても，一時的なトレンドに終わってしまうかもしれません．

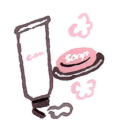

第4章

医療現場との関わり

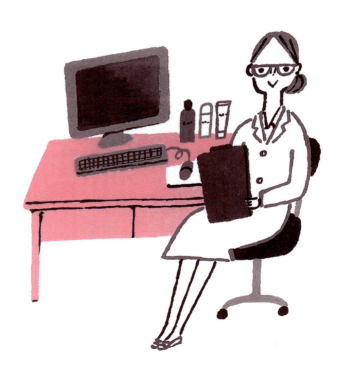

この章のねらい

　化粧品は美しく装うために毎日使うもので，高い安全性が求められます．しかし，肌状態は千差万別で，人によって合う合わないがあるのも事実です．また，化粧品が皮膚炎の原因となるケースもあり，皮膚科の診察を受け，先生方にフォローをいただくケースもあります．一方，スキンケアやメークアップなど，皮膚疾患の治療を補完し治療の役に立つケースもあります．さらには，皮膚疾患だけでなくさまざまな患者のQOL改善に役立つケースもあります．このように，基本的には健康な方が使う化粧品ですが，化粧品が皮膚トラブルを発症したり，皮膚疾患をお持ちの方が化粧品を使用したり，医療現場との関わりは，功罪含めて深いものがあります．本稿では，皮膚科を中心とした医療現場との関わりについて，いくつかの事例を紹介し，化粧品の役割について紹介します．

　特別寄稿として，肌に色素斑や瘢痕をお持ちの方にリハビリメイクを実践されている，資生堂ライフクオリティー ビューティーセンター村井明美様に，事例を紹介いただきました．

　また，化粧品がトラブルとなるケースとしてその診断の一環として行われるパッチテストの実際について，第一人者である関東裕美先生に特別寄稿をいただきました．

I 皮膚疾患改善と化粧品

　多くの皮膚炎がバリア機能の低下を伴い，外界からの刺激がその悪化要因になっていることは，皮膚科医の皆さまにはご理解いただけると思います．バリア機能の破壊により外界からの異物が侵入しやすくなっていたり，物理的な刺激によりかゆみの閾値が下がり，掻破することも，バリア機能を低下させる悪循環となります．そこで，バリア機能を補う治療が行われます．熱傷や水疱症など表皮を失うような重篤な場合に，物理的にドレッシングを行う場合もありますが，本稿ではこのような場合は扱いません．アトピー性皮膚炎の特に乾皮症を伴う場合のスキンケアの有効性を想定して，論じたいと思います．

アトピー性皮膚炎は，ダニ抗原などの環境アレルゲンに対する免疫応答と，バリア機能不全が2大要因として考えられています．もちろん，炎症を鎮めるためには，ステロイド性抗炎症薬の外用が奏功することは間違いありません．その一方で，スキンケアによりバリア機能を高めることも重要です．すなわち，ステロイド外用薬などを減量させ，頻度を低下させるなどにより，その副作用を低減させることが期待されます．実際に，スキンケアの有用性については，日本皮膚科学会により作成されたアトピー性皮膚炎治療ガイドライン[10]にも収載されていますので，ご参照ください．

では，どのようなスキンケアが求められるのでしょうか．高い安全性は勿論ですが，使いやすさも重要な要素です．もともとバリア機能の低下というバックグラウンドをお持ちの方が対象となりますが，皮膚炎が治まり乾皮症の状態になれば保湿剤の外用をお勧めします．保湿剤の効果については，さまざまな研究がありますが，保湿剤の連用により肌状態，特に角層の構築状態が改善されバリア機能が高まり，外界の刺激の侵入が減るということが多く報告されています[11,12]．このような角層機能の改善効果は corneotherapy として認知されています．実際に，保湿クリームの連用により，角層の本質的な役割である保湿機能とバリア機能が正常化します．事実，保湿クリームの連用を止めても，角層水分量の高い状態が維持されるという報告もあり，保湿の意義を裏付けています．実際には，ワセリンでもそのエモリエント効果に優れ効果的ですが，広範囲に伸び広げにくく，べたついたり，実使用には必ずしも適していません．クリームやローションなど，油分を含みつつも伸び広げやすくべたつきも許容範囲内であるものが適当です．また，入浴や衣服でこすれてしまうことを考えると，1日2回などの繰り返し塗布が有効です．また，バリア機能の低下しやすい背景をお持ちですから，刺激となる可能性のある処方は避けるべきでしょう．一般には敏感肌向けとして開発されたもので，皮膚科医の先生方の協力のもとで臨床試験などの実績により刺激が少ないというエビデンスがあるものが市販されています．また，多くの場合には使用見本が用意されていますので，その適合性について確認されてから，実使用をされるのも一案です．

ただ，適用部位が顔面であるケースは注意が必要です．種々の皮膚炎

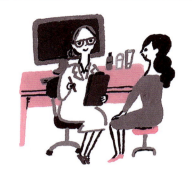

が顔面であるときには，顔面のバリア機能が他の部位に比較して低い，すなわち，外用した成分が経皮吸収されやすいことに注意が必要です．以前に，ステロイド外用薬を化粧の下地代わりに使い，紅皮症を引き起こしてしまった事例がありました．ステロイドを外用すると，毛細血管が収縮し色白にもなるので多用してしまった誤用の例です．このような誤使用を防ぐためにも，炎症部位に限定させるなど，正しい適用の仕方をご指導ください．

　ステロイド外用薬とスキンケアの順番について，問い合わせを受けるケースがあります．顔面に適用する場合を想定しましょう．洗顔により肌を清浄にしたのちに，ステロイド外用薬をまず適用することを基本的にお勧めします．化粧水，乳液，クリームと徐々に油分が多く含まれるものを塗布した後に外用薬を塗布したのでは，有効成分が経皮浸透しにくくなります．一方で，はじめに塗布したステロイド外用薬の後から，クリームを塗布した場合には，外用薬の基剤の組成が変わったり，オクルージョン効果（閉塞効果）が高まったりする可能性があります．いずれにしても，ステロイド外用薬はスキンケア化粧品と組み合わせ使用されることを前提として開発されていませんので，有効成分の経皮浸透がどのように影響されるかはわかりませんが，影響を受ける可能性があることをご理解いただきながら治療されてください．また，女性であれば，メーキャップをされるケースもあろうかと思います．メーキャップの心理的有用性を考えると，メイクを禁止されるのは心理的なストレスとなりますので，QOLを高めるためにも，必要最小限のメイクは許容されるとよいでしょう．ただ，繰り返しになりますが，治療を優先し，ステロイド外用薬を下地代わりに使うことなどは禁止させてください．メイク化粧品も，肌に合う合わないという適合性があります．症状の増悪緩解に合わせて変えても構わないと思いますが，炎症を悪化させないメイク化粧品に出会ったら，続けて使うことも安心材料となるでしょう．

　スキンケア化粧品でもメーキャップ化粧品にしても，さまざまな成分

から構成されています．現在ではすべての成分がパッケージに表示されていますが，小さい字で，しかも専門の化学名で記載されているために，なかなかわかりにくいものです．ある特定成分にアレルギーをお持ちの方が，アレルゲンとの接触を避けるために記載されていますが，その目的を達成しているケースはごく一部と思われます．また，ある成分がどのような処方に含まれているのかも，肌への適合性には影響を及ぼします．したがって，ご自身の肌に合う化粧品を見つけられたのであれば，それはよいことだと思いますので，リピートをしていただいても構わないと思います．

リハビリメイク

顔はヒトとヒトとのコミュニケーションをとるために重要な役割をしています．それぞれ個性を演出していますが，何らかの原因で容姿を損なう瘢痕などが残り，日常のコミュニケーションにマイナスに働くケースがあります．ケースバイケースで論じる必要がありますが，もしメーキャップでそのマイナスを少しでもカバーして，ポジティブなコミュニケーションのお手伝いができるのであれば，積極的に取り入れていただきたいと思います．

種々の色素斑のうち，メラニンが真皮深くに滴落した太田母斑では，色調が青黒くなります．また，血管腫では，赤黒くなります．これらをうまくカバーして，外観としてはわかりにくくすることが可能です．色素斑の色調の補色の下地を用いることもよいでしょう．メーキャップを構成する粉体も優れたものが開発され，カバー力がありつつもパールのような光の散乱効果に優れて自然な外観を望むことができます．ケースバイケースですので，この領域を得意とする化粧品メーカーにご相談ください．色素斑だけでなく，ケロイドなどの瘢痕にもメーキャップが効果的な場合があります．ただ，顔の場合には表情に伴う皮膚の動きがあるため，広範囲なカバーはまだ課題が多いようですが，これもぜひ専門の施設などにご相談されてください．

がん患者におけるQOL改善に果たす化粧の効果についても研究が進んでいます．化学療法剤などによる治療では，脱毛など外観が変わるこ

II. リハビリメイク

とが有害事象として認められるケースがあります．かつら（ウィッグ）などが効果的に用いられます．また，スキンケア・ボディケアも必要です．化学療法では表皮角化細胞の増殖も阻害され，ターンオーバーが遅くなり，乾燥肌になったり肌あれを生じます．保湿ケアを施して肌の状態をよく保ち，メーキャップすることで前向きな気持ちになったり，香りを楽しんだり，QOL向上のお手伝いに化粧を役立ててください．「がん患者に対するアピアランスケアの手引き」[2]も参照してください．

　医療現場における香料の有用性について，いくつかの報告があります．鎮静香料を用いることにより，ストレスを低減させるなどを心身医療に応用した事例も報告されています．まだまだエビデンスを積み重ねる必要がありますが，医療を補完するために化粧が果たすべき役割や機会は多く，高齢化社会を迎える日本では，注目すべき領域ではないかと思います．

特別寄稿 1

資生堂の取り組み
—QOL 向上と社会参画支援を目指したメーキャップ—

資生堂 ライフクオリティー ビューティーセンター
村井明美

　白斑，母斑，肝斑，瘢痕などの皮膚疾患には，治療に一定の期間を要するものが多い．患者は奏功するまでの間，容貌，外見上の変化による心理的負担を負い社会生活にも支障をきたすことになり，皮膚科診療では患者の心理状態への配慮まで求められることがある．そのような時，診療の選択肢としてカバーメーキャップがある．カバーメーキャップが患者の QOL を向上させることは数多く報告されており[13〜16]，白斑診療ガイドラインでは，白斑専用の化粧品を用いた化粧指導が QOL を改善させるものとして，推奨度 C1 に記載されている[17]．

　資生堂では 1956 年に原爆その他の戦禍によるケロイド病変部位へのカバーを目的としたファンデーションを開発し，以来化粧品企業ならではの社会貢献として，カバーメーキャップ専用ファンデーションの開発を続けてきた．当初のファンデーションは隠蔽顔料を多量配合した油性基材のため，厚づきになる問題があったが，現在は反射光を調整できる粉体が開発され，白斑，赤い病変，青い病変，凹凸を厚づきにならず自然にカバーすることが可能な「パーフェクトカバーファンデーション」がシリーズで発売されている 図 4-1．また，瘢痕の深い凹凸部位を埋めて平坦にする基材も新たに開発され，従来のファンデーションでは対応できなかった深い瘢痕など，さらに多くの症状を改善できるようになった 図 4-2, 4-3．

　カバーメーキャップは毎日行う煩わしさはあるものの，痛みを伴うことなくでき何度でも再現が可能である．女性だけのものと思われがちであるが，症状に合わせた専用のファンデーションを選び，専門の美容技術者からちょっとしたコツを習得することで，男性や子どもでも自分で行うことが可能となる．資生堂では専門の美容技術者が常駐

特別寄稿1　資生堂の取り組み　―QOL向上と社会参画支援を目指したメーキャップ―

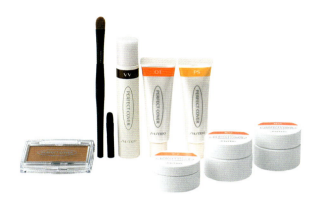

図4-1　資生堂パーフェクトカバーファンデーションシリーズ
白斑用（VV）、赤い病変用（PS）、青い病変用（OT）、
凹凸用（BM）、色素沈着など用（CT）

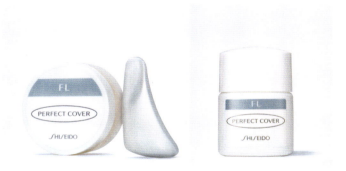

図4-2　瘢痕の深い凹凸を埋めるパーフェクトカバーフラットシリーズ
＊資生堂ライフクオリティー ビューティーセンター（東京・銀座）のみの取り扱い

する施設「資生堂 ライフクオリティー ビューティーセンター」を東京・銀座に設け，完全予約制のプライバシーが守られた個室でさまざまな症状に対応したアドバイスを行い，お客さまご自身で再現可能な方法を伝えている．またいくつかの大学病院に定期的に美容技術者を派遣し，皮膚科外来などでカバーメーキャップのカウンセリング活動を行い多くの患者に喜ばれている．この活動は全国約380カ所の化

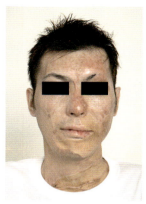 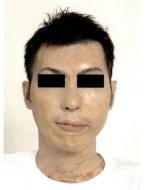 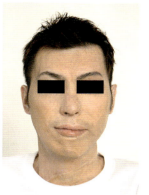

素顔　　　　　　　　パーフェクトカバー BM を塗布　　　眉間の深い凹凸にフラットシリーズを塗布

図 4-3　熱傷後瘢痕のメーキャップ例

粧品専門店やデパートなどにも広がり，各店舗には専門の教育を定期的に受けた販売員を配置，地方在住のお客さまもその地域で東京・銀座の施設と同様のアドバイスを受けることが可能となっている．

　近年では抗がん剤治療の副作用による眉脱毛や色素沈着などの皮膚障害に悩むお客さまも増えてきた．化粧品企業ならではの社会貢献として，メーキャップによるがんサバイバーの社会参画支援にも取り組んでいる．

　カバーメーキャップを診療の選択肢に含め，患者に情報を提供することができれば，患者の QOL が向上し生活範囲も広がる．カバーメーキャップが少しでも多くの患者の社会生活を支援することができれば幸いである．

●資生堂 ライフクオリティー ビューティーセンター（東京・銀座）
　＊完全予約制
　電話：03-3289-2262
　予約受付時間　11:00～18:00（火曜から金曜）
　営業時間　11:00～19:00（火曜から土曜）
　定休日　月曜・日曜・祝日

http://www.shiseidogroup.jp/slqc/

●全国のカウンセリング店舗のお問合せ
フリーダイヤル：0120-81-4710
http://www.shiseidogroup.jp/slqc/shop/

※ p.99〜102 の論文の転載・二次利用にあたっては，都度（株）資生堂の事前の承諾を要するものとする．

特別寄稿2

パッチテストの実際

東邦大学医療センター大森病院 皮膚科臨床教授
関東裕美

はじめに

　パッチテストは 19 世紀に Jadassohn が水銀軟膏やヨードフォルムを用いて皮膚反応を再現させた検査に始まり[18, 19] 20 世紀には Bloch ら[20] により広められ，1931 年 Sulzberger ら[21] によりその手技が確立された．1960 年代からは主にヨーロッパの皮膚科医により接触皮膚炎患者に対し積極的にパッチテストが行われ，やがて北欧，アメリカ，日本，カナダと世界各国で検査手技が検討されてきた．すなわち検査結果をより正確に把握するために，皮膚炎の原因確認と再発予防に貼付すべきアレルゲンの選択，スタンダードアレルゲンの決定，アレルゲン貼付濃度，溶媒などが決められ[22, 23]，偽性陽性，偽性陰性反応をいかに判断するかなどが検討されてきた．パッチテストは皮膚科医たちによって皮膚炎との関連を客観的に評価する検査となり，新たなアレルゲンが認識され報告されてきた[24, 25]．このように，パッチテストは外的増悪因子の有無を判断するのに重要な検査であることは周知の事実ではあるが，本邦での実施率は高いとはいえなかった[26]．日常診療で容易に検査をするためには検査準備の煩雑さをなくす必要があり簡便な手技としてアレルゲンが既にチャンバーについている TRUE テストが紹介されている．2015 年，本邦でもスタンダードアレルゲン 22 種類についてパッチテストパネルが使用できるようになり，薬価申請も可能になったので，今後は皮膚科医，アレルギー科医のみでなく多くの診療科医師による実施率が向上してくると思われる．ただし，生活指導に有意義なパッチテストを行うには，十分な知識と経験が必要であるのはいうまでもなく，検査すべき患者の選択，実施する時期，原因抗原の選択など実施に当たり考慮すべき条件がある．また，パッチテストは患者に成立した皮膚反応をアレルゲン負荷により健常部位で再現させる検査であり，検査後に新たな治療を要するこ

ともある．パッチテストで原因物質の究明をすることが患者の治療上有意義か，生活の質改善につながるか，社会貢献，啓発教育上必要かなどを見極めて，検査にあたり具体的な検査方法を含め十分な説明をして患者から承諾を得る必要がある．

❶ 実施患者の選択〜パッチテストが必要な皮膚炎〜

1) 刺激性接触皮膚炎とアレルギー性接触皮膚炎

皮膚炎が生じた経緯，臨床症状から，刺激性（急性か慢性か），アレルギー性接触皮膚炎であるかを判別する．皮膚に接触した食物・植物・家庭用品（日用品）・化粧品・外用薬・医療器具などが原因の可能性があると考えられた症例全てが対象になる．

⇒結果により最終診断が可能であり，生活指導上有益で治療の参考になる．

2) 光アレルギー接触皮膚炎と光毒性皮膚炎

臨床像から光線過敏反応が合併している皮膚炎では光パッチテストを実施．

⇒検査結果で遮光の生活指導．

3) 接触皮膚炎症候群

⇒アレルゲンに対する感作が強力に生じている可能性があるので，原因物質貼付により過剰反応の可能性があることを十分に説明する．

4) 金属アレルギー

a．金属接触アレルギー…化粧品グッズではビューラー，美顔器具など

b．全身型金属アレルギー…掌蹠膿疱症，亜急性痒疹，異汗性湿疹，多形慢性痒疹，扁平苔癬，紅皮症，貨幣状湿疹，仮性アトピー性皮膚炎（pseudo-atopic dermatitis）

⇒金属製品によるかぶれだけでなく，全身型金属アレルギーの概念[27]も知られるようになり，上記に上げたような種々の難治性皮膚炎にパッチテストを実施すべきで検査結果は治療や食生活指導の参考になる．また化粧品皮膚炎を疑ってパッチテストを実施したところ金属アレルギーであったことが判明した症例では，日常

生活指導に加えて化粧グッズの金属製品使用制限により皮膚炎が軽快することがある．皮膚病変がない患者でも循環器，整形外科，歯科領域からの治療前検査依頼を受けることがある．あらかじめ金属アレルギーの程度が理解されていると人工金属使用時にその対策がとりやすい．

5）職業性アレルギー

⇒特にアトピー素因があると職業性皮膚障害を生じやすい[28]．検査により原因物質が同定できて代替製品使用，配置転換措置などで皮膚障害は完治することもある．

6）その他

⇒内服検査が行いにくい重症型薬疹，パッチテストで陽性率の高い薬疹型，陽性率の高い薬剤が原因であると考えられる患者には，原因薬剤追求検査としてパッチテストも考慮される．

❷ パッチテスト手技

1）貼付方法…手技と貼付時間

現在世界的に使用されているパッチテストユニットであるフィンチャンバー使用時は，アルミ板上に油溶性アレルゲンの場合には被疑物質20mgのせて貼付する．アレルゲンが水溶性の場合にはワセリンをのり代わりにして付属の丸い濾紙をアルミ板に固定し，濾紙上に水溶性アレルゲンを15μL滴下して，通常上背部に48時間閉鎖貼付する．スタンダードアレルゲンとしてNorth American Contact Dermatitis Groupでは20種類，European Contact Dermatitis Groupでは23種類，Japanese Standard Allergenとして25種類の抗原が選択されている．当科では接触皮膚炎患者の原因物質と思われる製品をパッチテストする時にスタンダードアレルゲンと金属アレルゲンについて患者の同意を得て同時に貼付している．その他関連アレルゲンとして常備してある植物アレルゲン，香料アレルゲン，染毛剤関連アレルゲン，ゴムアレルゲンやプラスチック樹脂アレルゲン，歯科材料アレルゲンなどを症例により貼付する．植物アレルゲンとして有名なウルシや銀杏，プリムラなどは既知のアレルゲンが入手可能であるが趣味で多くの植物を栽培しているような場合は植物小片を持参させてそのまま貼付して

みる．植物皮膚炎では強力に感作されている症例があり数時間貼付で反応が誘発できることもある．日用品，化粧品，医療品などは原則として製品そのものを貼付するが，未知のアレルゲン，有機溶剤や染毛剤，パーマ液，揮発化粧品，洗い流す製品などを閉鎖貼布すると刺激反応を生じるので必ず塗布するだけのオープンテストを実施する．洗い流す製品では刺激反応とアレルギー反応を見分けるのに10倍，100倍と希釈系列を作って貼布し，可能ならば閉鎖時間も4時間貼布，24時間貼布，通常の48時間貼布と比較してみる．染毛剤皮膚炎ではスタンダードアレルゲンにある1％パラフェニレンジアミンの反応を確認し，強感作症例では交差感作の有無について染毛剤関連アレルゲンを貼布して検討する図4-4．洗い流す製品は1％希釈濃度で陽性を呈した時にアレルギー反応と判定する図4-5．健常人にパッチテストをして陽性反応がでないことが確認できれば皮膚炎患者の特異反応であると診断することができる．

　金属アレルギーを疑う場合は既存のアレルゲンを48時間貼付するが水溶性基剤のアレルゲンは刺激反応が出ることがある．感作が強い

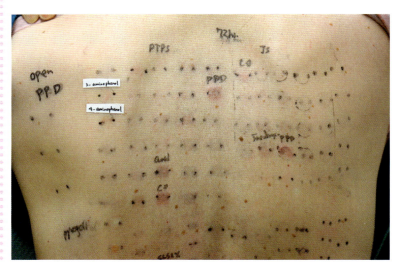

図4-4 酸化型染毛剤と非酸化型染毛剤のオープンテストをして同時にスタンダードアレルゲン48時間閉鎖貼布でパラフェニレンジアミン陽性，染毛剤関連アレルゲンシリーズでアミノフェノール陽性を確認

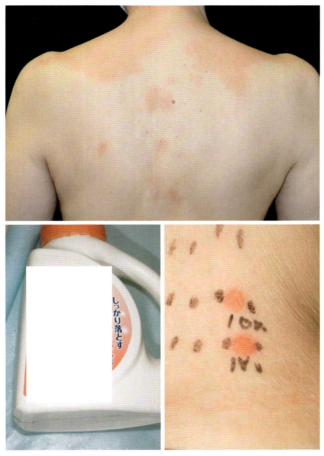

図 4-5 難治性皮膚炎の原因が香料アレルギーであったことが判明した症例
洗い流す製品は 1% 希釈濃度で貼布するが 10 倍, 100 倍希釈ともに（＋）を呈した．

　症例では貼付濃度やワセリン基剤，水溶性基剤に関わらず，背部のどこに貼付しても陽性反応がみられる 図 4-6．職業性接触皮膚炎症例では既知のアレルゲンとして知られていない未知の化学物質を扱うこともあるので，化学物質安全性データシートを参考にしながら被検物質の情報を入手して検査方法を考える．情報が不十分な場合は実際に使用する作業時の濃度で化学物質を閉鎖せず背部または上腕に単純塗

特別寄稿2　パッチテストの実際

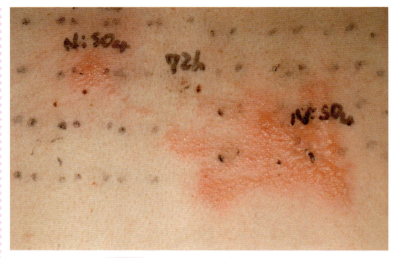

図4-6 ニッケルアレルギー強感作症例
左上背に貼付したJapanese standardのNickel sulfateは2.5%ワセリンのアレルゲン，右下方は鳥居メタルシリーズのNickel sulfateで5%水溶性アレルゲン，両者とも強陽性であるが水溶性アレルゲンはThe Angry back reactionsといわれる反応を誘発している．強感作が予測される症例にはJapanese standardのNickel sulfateのみの貼布が適切かもしれない．

布のみ行う．反応がないときは物質を数時間～24時間閉鎖貼付してみる．職業性接触皮膚炎症例で既知のアレルゲンについて検索をするときは通常通り背部に48時間閉鎖貼付する．

　光パッチテストでは通常パッチテスト前に最小紅斑量を測定しておく．原因アレルゲンの系列を48時間閉鎖する通常パッチテスト用とUVA，UVB光負荷用系列を準備する．光負荷をする系列は貼付24時間あるいは48時間後に剥がして，1/2～2/3 MEDをあてる．光負荷をした翌日，48時間閉鎖系列と比較判定をする．光パッチテスト方法は施設により多少異なっているがアレルゲンの作用波長がUVAかUVBかを明らかにし，光増強反応の確認をすることが必要である．当科では48時間後にはずして1/2 MED量を負荷して翌日判定している．

　アトピー性皮膚炎患者の生活指導にパッチテストが有益な症例もあるが，貼付に適する部位がないこともある．刺激反応を観察するには

24時間貼付で十分であることを筆者らは報告した[29]が，脆弱皮膚に金属アレルゲンや界面活性剤などをパッチテストする場合は24時間貼付で十分な症例もある．患者自身が実施できる検査法として被疑物質を自身で観察しやすい健常部位に繰り返し塗布する方法，Repeated Open Application Testがあり，使用可能な製品と増悪製品の区別をすることができる．症例により適切なアレルゲンを選択してチャンバーにアレルゲンをつけたあとは背部あるいは上腕外側に貼付してパッチテストチャンバーが剥がれないようにその上から絆創膏で固定する．

2）注意すべき反応
a．偽性陽性反応⇒（ⅰ）多種類の抗原を貼る
　　　　　　　　　（ⅱ）抗原の濃度（高すぎる）
　　　　　　　　　（ⅲ）強陽性反応周囲の反応
b．偽性陰性反応⇒（ⅰ）原因抗原が貼れていない
　　　　　　　　　（ⅱ）抗原の濃度（低すぎる）
　　　　　　　　　（ⅲ）判定時間…抗原や感作状況により反応が遷延することがあり経時的観察が必要

3）判定
48時間閉鎖貼付した後にパッチテストユニットをはずし，アレルゲン貼布部位のマーキングをして，絆創膏の影響が取れる1時間半〜2時間後に判定をする．

パッチテスト判定基準は本邦基準[30]とICDRG基準が知られているが世界的にアレルギー反応かどうかを問題にしているICDRG基準で判定されるのが適切とされている[31]．

金属アレルゲンでは刺激反応とアレルギー反応を見極めるためにも，翌週の観察が必要である．刺激反応は時間とともに減弱するが，アレルギー反応は遷延することがあり1週間後最終判定終了後に反応部の治療を積極的にしても反応が消退しないこともあるので，あらかじめ重症の金属アレルギー患者にパッチテストをする前にはその旨を説明しておく．

❸ パッチテスト結果の判断と生活指導，社会貢献

　原因物質と同時にスタンダードアレルゲンや金属アレルゲンを貼付することによりその結果から原因アレルゲンの感作状況に加えて過去の感作の状況や未来に起こり得るアレルギー反応の予測をすることができる．図4-7 は 27 歳女性，躯幹，腕〜手に痒みのある皮疹を訴えて受診したアトピー性皮膚炎症例であるが，4 種類の手袋と体を洗うスポンジ，シャンプー，クレンジングのパッチテストを実施した．反応が出た手袋とスポンジは使用中止，持参のシャンプーとクレンジングは 1% 濃度まで反応があったので同時に貼付して反応が出なかった低刺激性品に変更するように指導した．パッチテストにより原因物質が判明し日常生活でアレルゲン除去が成功すれば皮膚炎が完治する症例もあるので，パッチテストは慢性遷延性湿疹病変には試みる価値のある検査法である．検査結果は患者のアレルギー歴を物語るものであり，感作が強く関連アレルゲンの反応もみられるとき，つまり原因アレルゲンと関連アレルゲンの交差感作成立症例ではかぶれのリスクを詳細に指導することで今後患者に発症し得る接触皮膚炎を回避することができる．患者を説得して承諾書をもらい，適切なアレルゲンを貼付するための勉強と情報収集，具体的なアレルゲンの準備ができ，貼付用パッチテストユニットを作成し貼布，判定し検査結果により生活指導ができる．面倒で手間のかかる検査ではあるが，患者医師間の信頼関係の下に実施できる検査であり，時に新しいアレルゲンを見出し社会貢献に繋がることもある．

おわりに

　皮膚科医にとって化粧品の知識は必要不可欠であると思われるが，皮膚科専門医の化粧品知識は十分であるとはいえない．化粧品アイテムの多さと次々に開発される機能性化粧品など内容を全て把握していくことは不可能であるとしても，男性も美容に関心が増してきた現代社会であるから，皮膚治療にあたる医師は化粧品の機能，役割を把握して日常診療を行うことが大切である．当院ではパッチテストを多数症例実施している施設であり，化粧が増悪因子になっているかどうかと顔面の慢性難治性湿疹患者が紹介されて来院することが多い．いま

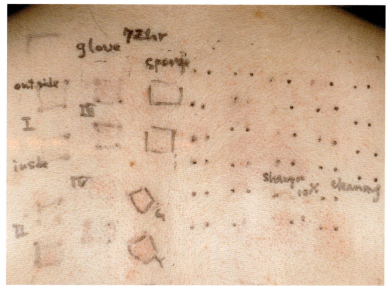

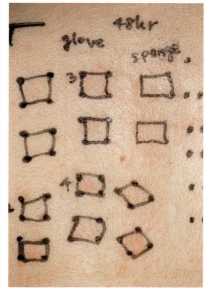

図 4-7 27歳女性．アトピー性皮膚炎で加療中でもパッチテストにより刺激を起こしている製品が見つかると生活の質が上がる．

だに化粧をすることが皮膚病変を悪化させると考える医師も多いようで，化粧禁止を指導されたと患者から聞くことがある．少なくとも化

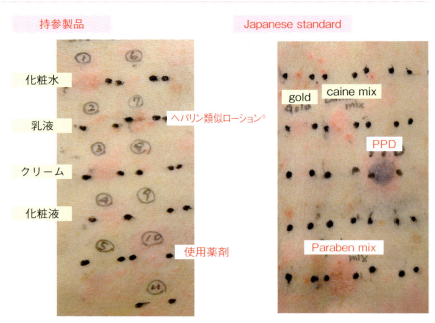

図 4-8 59歳女性，毛染めかぶれ後の難治性顔面湿疹で受診

化粧品と外用薬両者に含有していたパラベンアレルギーであったことがパッチテストで判明．
Caine mix と Paraben mix の陽性反応は PPD の交差感作の可能性を考えた．

粧をすることで病変が隠れるならば生活の質は上がり患者の治療意欲はむしろ高まるのではないだろうか．社会適応のためにも無理のない化粧ができるように病変をコントロールすることが医師の務めと考えて治療にあたる必要があろう．患者の生活背景，皮膚状況を考えて医師は化粧指導をする必要があるが，医師患者間のコミュニュケーションが上手くいかないと患者自身の皮膚質を考慮せず他人の化粧方法を真似たり，種々の化粧品を使ってみたり，渡された治療薬を指導通りに使わずに病変を悪化させてしまう．悪化した病変を隠そうと化粧を続けると化粧品も治療薬も時に皮膚病変の増悪因子となってしまうことがある．化粧品ばかりが増悪因子と考える傾向が強いが，治療薬と化粧品両者に含まれている成分でかぶれてしまうことがある（図4-8）のを私達皮膚科医は常に認識すべきで，増悪因子を見極め，

的確な生活指導をするためにもパッチテストは積極的に実施したい．原因を推測しながら反応が予想通りに出ることもあるし，意外な物質が原因のこともあるのを症例から教えられる．皮膚科医としての存在価値を社会にアピールするためにも大切な手技，検査法であると自負しながらパッチテストをしている．

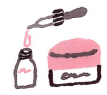

第5章

化粧品最前線

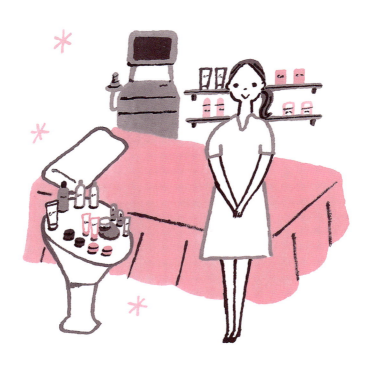

この章のねらい

　化粧品は健康な方が皮膚を健やかに保ち美しく彩るためのひとつの手段です．現在の日本には，多くの化粧品が溢れており，どれを使ったらよいか迷います．さらに，美を手に入れるためには，その手段は化粧品に限らず，さまざまな美容機器も身近になりましたし，美容皮膚科を訪れる方も多くなりました．このように，肌をよい状態にして美をアピールするための選択肢はたくさん用意されており，多様化するニーズに応えています．一方，多く用意された選択肢に対して，情報収集のツールも多様化しています．ひと昔前には，CMにあこがれて化粧品を選択したり，女性誌などの週刊誌や月刊誌などから最新の情報を得ていたものですが，現在ではICTの発展を背景として，Webなどから旬な情報が手に入るようになりました．市場を左右する情報収集について，美容ライターとして最先端で活躍される近藤須雅子様に解説していただきました．また，化粧品を取り巻く最近の動向について，いくつかの視点から将来の化粧品について考察してみたいと思います．

美容機器

　健やかで美しい肌や髪を手に入れて保つために，化粧品の果たす役割は計り知れないものがあります．しかし，化粧品だけに限定されるものではなく，用具や機器などで実現するものも多く，また化粧品と機器と一緒に使うなど多くの新しい価値が生まれます．いくつかの側面から最近の潮流を見てみましょう．

●家庭に広まる美容機器

　最近では家電量販店などでも，ビューティ関連売り場が活況を呈していますが，さまざまな電化製品が美のお手伝いをしています．ヘアドライヤーやシェーバーなどは最も普及しているものでしょう．毎日のお手入れステップの中で，便利なもの，簡単に使えるものとして家電メーカーが工夫して開発されています．例えば，ドライヤーは単に洗髪した髪を乾かすという基本機能だけでなく，髪にダメージを与えない，さらには髪をケアするという付加価値を与えるのが当たり前になってきまし

た．また，シェーバーも，肌にはやさしくありつつ剃り残しのないようになりました．

　ここ数年のトレンドとして，スチーマーをあげることができます．肌に水分を効率よく与えるツールとして，以前からさまざまなスチーマーが上市されてきましたが，ナノサイズの粒子を発生させる，よりスキンケア効果に優れたスチーマーが開発されかなり普及しているようです．スキンケアだけでなく，ドライヤーと組み合わせたものも開発されてヘアケアにおける有用性もアピールされています．スキンケアでは洗顔ブラシが注目を集めています．洗顔は肌の汚れを除くのが目的で，洗顔料が主に用いられますが，洗浄を行いやすくするツールとして，電動の洗顔ブラシが開発され，心地よい効果もあるようです．どんな洗顔料と組み合わせて使うのか，どのように使うのかが，重要なポイントでしょう．誤った使い方をすれば，肌を傷つけかねないという懸念もありますので，注意が必要です．

　マッサージ効果を促す機器も多く開発されています．もともとマッサージは手技によるものが主流ではありますが，簡単にあるいはより念入りに心地よく行うツールがたくさんあります．ローラーなどのツールを使うものもあれば，電気の力を借りて，振動させたり，温熱をかけたり，結果として滞りがちな末梢の血流を促して，皮膚を賦活する効果が期待されます．

II 美容医療と化粧品

　家庭に普及する美容機器に比較して，より高度な施術を行ったり，そのために高価な機器を使わなければならない場合には，美容皮膚科やサロンなどで機器が用いられます．医師や専門の技術者によるさまざまな施術の際に用いられますが，いずれも物理化学的なエネルギーを外部から肌に加えて，施術を行うものです．物理的なエネルギーとしては，光や電気などの電磁波を肌に与えて，何らかの効果を発揮させるものが大半です．化学的な処理としては，ケミカルピーリングなどがその代表です．

Ⅱ．美容医療と化粧品

●ケミカルピーリング

　グリコール酸によるピーリングが一般的ですが，ピーリングの程度により効果や機序が異なります．欧米で行われるディープピーリングは，表皮以下にまで侵襲が及ぶもので，新たに皮膚を再生させる施術です．一方で，侵襲は少なくグリコール酸により表皮を刺激する程度の比較的マイルドなピーリングも行われます．グリコール酸の濃度やpHなど，あるいは施術時間などでうまくコントロールすれば，ダウンタイムも少なく効果が期待されます．ケミカルピーリングに関する詳細については，日本皮膚科学会により策定されたガイドライン[32]を参照してください．大切なことは，角層の機能は一時的には低下しやすくなりますから，ピーリング後のケアには十分な配慮を行うことが大切です．

●光による治療

　年齢を重ねるとどうしても色素斑が発生しやすく，これを除去したいあるいは目立たなくしたいという要望が出てきます．美白化粧品の効果も期待されますが，その切れ味は緩和なものです．それに対して，レーザー治療など光を用いた色素斑治療の切れ味はシャープでその有効性は言うまでもありません．最近では，波長や出力などより適切な光源の選択肢が増えたため，より安全で有効な治療が可能となりました．局在するメラニンを破壊するものですから，その部位の天然のサンスクリーンが消失することになります．すなわち，治療後には太陽光による傷害を受けやすくなっていますから，サンスクリーンによる防御は必須です．特に，バリア機能も低下している可能性がありますので，紫外線吸収剤によるトラブルのリスクを避けるために，紫外線散乱剤を主体としたいわゆるノンケミカルサンスクリーンの使用が望ましいと思います．

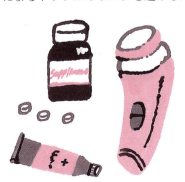

　光源の進化は，色素斑除去を目的としたものだけでなく，フラクショナルレーザーのように皮膚に一定の刺激を与えて皮膚再生を賦活することを目的とするものへも進化しています．光による美容医療に限りませんが，機器を用いた

美容医療が進化すればするほど，施術の専門性も求められますが，機器のオペレーションだけでなく，それに伴って使用すべき化粧品によるケアなどにも注意を払ってください．それによって，顧客の満足度は高まることでしょう．

III 美容食品［ビタミンと皮膚］

化粧品は皮膚の外から適用するものです．一方で，皮膚を健やかに保つためには，食品や医薬品など，経口摂取するものも有効な場合も少なくありません．栄養摂取状態が良好であればあえて摂る必要がないと思われますが，気になる肌悩みを予防・改善したいという消費者ニーズを満たすために，さまざまな美容食品やサプリメントなどが上市されています．

表 5-1 には，皮膚に作用しうるビタミン類の代表的なものをリストしました．従来よりビタミン B 群には，肌あれを改善する効果が知られていますが，一般用医薬品としても市販されています．ビタミン C，ビタミン E などは，抗酸化性が期待され，種々の活性酸素が介在する皮膚傷害の予防には有効と考えます．同様の抗酸化性については，コエンザイム Q10 や種々の植物に由来するポリフェノールにも効果が期待されます．最近では，皮膚毛細血管が酸化ストレスにさらされて，異常な血管新生やそれに引き続き真皮マトリックスの傷害も生じることも明らかにされてきました．血管の酸化ストレスを防ぐことは，外から適用する化粧品ではなかなか困難ですから，むしろ経口摂取する食品などの

表 5-1 皮膚にはたらく主なビタミン

分類	ビタミン	化合物名
脂溶性ビタミン	ビタミン A	レチノール，レチナール，レチノイン酸
	ビタミン D	エルゴカルシフェロール，コレカルシフェロール
	ビタミン E	トコフェロール
水溶性ビタミン	ビタミン B	リボフラビン（ビタミン B2），ピリドキシン（ビタミン B6），ナイアシン（ニコチン酸），パントテン酸
	ビタミン C	アスコルビン酸

ほうが効果的でしょう．

　コラーゲンやヒアルロン酸などの細胞外マトリックス成分を含む美容食品なども市販されています．ただ，コラーゲンはタンパク質，ヒアルロン酸はムコ多糖，というように，経口摂取した場合には，そのまま皮膚に到達することはありません．それぞれ，アミノ酸やペプチド，単糖やオリゴ糖などに消化されてから吸収されます．したがって，皮膚細胞外マトリックスの原料に用いられることはあっても，そのまま皮膚に移行するわけではありませんから，即効は期待しにくいものです．より吸収しやすいように，低分子化したコラーゲンやヒアルロン酸を含む食品も上市されています．

　ミネラルも肌を健やかに保つために重要です．例えば，Zn などの微量元素が欠乏すると皮膚炎が生じやすくなります．健康な食生活であれば問題ありませんが，ダイエットなどで食制限するとミネラルも不足することがあり，意識して海草などを食生活に取り入れるなどの工夫が必要でしょう．

　以上のように，肌状態を健やかに保つための食品も上市されてきています．最近では，食品の機能性表示に関する法規制も変化して，より身近な存在になりつつあります．身体の外側から適用する化粧品に加えて，内側から肌をケアする食品も取り入れたいわゆる「内外美容」を訴求する総合美容ブランドなども提案されています．確かに皮膚の美しさには，化粧品が得意とする領域，食品が得意とする領域があります．ぜひ両者をうまく組み合わせていきたいものです．

 ## Ⅳ　多様な薬剤

　化粧品には実に多くの成分が含まれています．化粧品のパッケージには全ての成分を一定のルールに基づいて表示されるよう，義務付けられています．原則として，配合量の多い順番に，統一された表示名称（日本化粧品工業連合会により定められている）[33]を記載しています．この全成分表示をみていただくと，専門用語のためわかりにくいケースもありますが，多くの成分から構成されていることがわかると思います．

　医薬品の場合には，一般的には薬理的な効果発現に基づくため，有効

成分が規定され，その投与量を規定することで，薬効が担保されます．化粧品の場合にも，含まれる有効成分に基づいてその効果が発現される，ということもあります．しかし，医薬品と考え方が多少異なるケースがあります．化粧品は有効成分とともに，その製剤全体の構成により，効果を発現するケースが少なくないからです．

具体的なケースで例示しましょう．化粧品の保湿効果の主体は，いわゆる保湿剤として配合されている成分のほかに，油分などの基剤成分によって構築される処方により発現されます．一方で，その商品を特徴づけるために，植物エキスなどを配合し「○○成分配合」と記すケースもあります．商品全体のコンセプトを消費者にわかりやすく伝えイメージを与えるためのアピール手段ですが，この成分だけに効果が基づいているとは限らないのです．したがって，医薬品が原則として有効成分のみによって効果が発揮されるのに対して，化粧品ではある特定の配合成分だけに効果発揮されるというより，複数の成分の合わせ技によって効果が発揮されるという点が大きく異なります．これは，化粧品の効能が緩和な効果であり 56 効能に限定されている，という定義にも基づいているからです（第 3 章 p.76 参照）．化粧品に薬理的な効果があってはならないのです．このように化粧品の有効成分に関わる考え方は医薬品とは異なる場合が少なくないことをぜひご理解いただきたいと思います．したがって，化粧品に配合されている有効成分について，網羅することは困難ですが，スキンケア領域において生体の機能に影響すると思われる成分に関していくつかの視点で以下に述べたいと思います．

● 保湿剤

保湿効果はスキンケア化粧品の基本的機能の 1 つです．保湿機能とは，外界との境界である角層に水分を保持させてしなやかに保つことで，生来の角層はその機能を持っています（第 2 章 p.28 参照）．しかし，しばしばその機能が損なわれるため，それを補い角層機能を正常に保つために，スキンケア化粧品の保湿剤が効果を発揮します．

保湿成分としては実に多くの成分がありますが，その作用機序から大きく 2 つに分けられます 表 5-2．その 1 つは，ヒューメクタントと呼ばれるもので，代表的なものにグリセリンをあげることができます．ヒューメクタントは，水分子との親和性が高い低分子化合物で，それ自

IV. 多様な薬剤

表5-2 代表的な保湿剤

分類	相当する生体成分	代表的な保湿剤
ヒューメクタント	天然保湿因子 アミノ酸 有機酸 ミネラル グリセリン	グリセリン、1,2-プロピレングリコール、1,3-ブチレングリコール、ソルビトール、乳酸ナトリウム、ピロリドンカルボン酸ナトリウム、尿素
エモリエント	皮脂 角層細胞間脂質	ワセリン　バーム　流動パラフィン
水溶性高分子		ポリエチレングリコール、ヒアルロン酸ナトリウム

体が角層に浸透して，水分子をキープすることで，角層水分量を保つ働きがあるものです．グリセリンの化学構造式をみてください．水酸基（-OH）が複数存在します．これが水分子と水素結合で相互作用して，水分子を引き付けると考えられます．同様の効果は，水酸基を複数有する化合物，例えば種々の糖類にも認められることから，それらを総称し

てポリオール系保湿剤と呼びます．ヒューメクタントには，ポリオール系保湿剤だけでなく，尿素やアミノ酸，有機酸なども含まれます．

　もう1つのグループは，エモリエントと呼ばれるもので，種々の油分が該当します．すなわち，エモリエントそのものは，水分子との親和性は低いのですが，角層上に存在することによりオクルージョン効果（閉塞効果）を発揮して皮膚からの水分蒸散を抑制することにより，結果的に角層水分量を保つ働きがあるものです．油分の物性そのものにも依存しますが，乳化系の成り立ち全体で機能発揮するケースが多いようです．

　ヒューメクタントとエモリエントは，その保湿メカニズムから区別されますが，それらは生体がもともと持っている角層の保湿メカニズムにも基づきます．すなわち，ヒューメクタントは角層に含まれる天然保湿因子 NMF に，エモリエントは角層細胞間脂質や皮脂に相当します．異なるメカニズムが相乗的に効果発現することで，より効果的に角層機能を正常化することが可能だと考えられます．また，このようにメカニズムは大別されますが，その中間的な存在やそれ以外の保湿剤も多くあります．例えば，ヒアルロン酸などの多糖類や高分子化合物などをあげることができます．高分子は角層には浸透しませんが，皮膚表面で水分を保持し，感触にも影響する表面物性にも大きく影響します．また，実際の化粧料としては，エモリエントとヒューメクタントと分けて塗布することは稀で，水・油分・保湿剤を適当な乳化系などにして肌に適用し，保湿機能を最大化しています．勿論，機能だけでなく，広いエリアに塗り広げやすいか，効果が長く続くかなどにも配慮し，複数の観点から最適化されていることは言うまでもありません．

● 抗酸化剤

　皮膚には多くの酸化ストレスが加わります．皮脂などに含まれる不飽和脂肪酸が酸化されると，過酸化脂質やその分解物が皮膚に悪影響を与えたり体臭の原因になったりします．また，紫外線照射により発生する活性酸素によっても，紫外線による皮膚炎症や色素沈着，光老化などが促進されると考えられます．したがって，酸化ストレスを軽減する抗酸化は，スキンケアとしては合理的な考え方だと思います．しかしながら，化粧品の効能として「抗酸化」は認められておらず，直接訴求すること

はできません．一方で，化粧品に抗酸化剤が配合されるケースがあります．化粧品の配合成分のうち，一部の油分や天然物などには酸化されやすいものもあります．製品としての安定性を向上する目的で，抗酸化剤が配合されることにより，変臭や着色などの変化を防いでいます．代表的なものとして，トコフェロール（ビタミンE）をあげることができます．これはあくまでも製品の安定化剤として配合されるものですので，皮膚への影響を直接述べることはできませんが，場合によっては皮膚の酸化ダメージを緩和する効果も期待できるかもしれません．

●紫外線吸収剤

サンスクリーンについては第2章p.47にて詳述しました．紫外線吸収剤については，ポジティブリストに収載されたものでなければ配合できません．紫外線防御効果においては，紫外線散乱剤とともに，紫外線の遮断効果のもとになるもので，効果と成分との因果関係が比較的明快に考えられるものが可能な配合成分です．現在では，レジャーシーンにおける日焼け止めとしてのサンスクリーンに限定されることなく，日常生活シーンでも紫外線を防御する意識が高まり，スキンケア化粧品，メーキャップ化粧品など多くの化粧品にサンスクリーン機能が付与されるようになり，紫外線吸収剤も広く配合されるようになりました．

●美白剤

美白化粧品は，薬用化粧品において色素沈着メカニズムを抑制する目的で配合されます．生体に機能するという観点では医薬品有効成分に類似した考え方が適用されます．美白化粧品については第2章p.55にて詳述しました．色素沈着メカニズムの解明により，さまざまな作用点が提案され，美白剤も多く開発されました．毎日連用することで初めて効果発現するわけですから，十分な安全性が確保されている必要があることは言うまでもないことです．

●薬用化粧品配合有効成分

薬用化粧品の開発については第3章p.78にて述べたように，1品目ごとに申請・承認を得る必要があります．新たな有効成分を開発するためには，物理化学的性質，有効性，安定性，安全性などに関わるデータが申請には求められ，医薬品並みの開発投資が必要になります．一方で，既に承認前例がある有効成分を含む場合には，有効性や安全性に関する

データなどを原則として省略することが可能です．承認前例については，厚生労働省から「いわゆる薬用化粧品中の有効成分リスト」として公開されています．すなわち，このリストに掲載されている成分を所定量含む場合には，薬用化粧品としての申請は比較的容易に可能となります．

この有効成分リストには，抗炎症効果が期待されるアラントインやグリチルリチン酸誘導体，清涼効果をもたらすメントール，抗菌効果があるヒノキチオールや塩化ベンザルコニウム，角層柔軟化効果のあるサリチル酸や尿素，ビタミン類として，ビタミンC誘導体，ビタミンB誘導体，ビタミンA油，ビタミンE誘導体など，多くの有効成分が美類(化粧品の種類)ごとに濃度範囲とともにリストアップされています．これらは歴史的に長く使われて医薬部外品として実績を積んできた有効成分と位置付けられているものです．

● 有効成分の将来

既存の有効成分だけでは化粧品の発展は限られていると思います．また，有効成分だけに頼るのではなく，いかにその効果を発揮させるのか，化粧品には多くの可能性があるように思います．有効成分というと，薬理効果や生理活性があるものが魅力的に映るかもしれませんが，いわゆる基剤にも多くの可能性があるように思います．サイエンスの進歩を背景として既存の枠組みにとらわれることなく，新たなジャンルで美しい健やかな肌がその魅力をアピールすることで文化創造につながっていくことを願っています．

特別寄稿3

情報収集の多様化
（CM，女性誌，Web・ブログ，店頭）

美容ライター　エディター
近藤須雅子

　以前，医大の講師を勤めた男性皮膚科医が「女子学生はほとんどが入学早々でも，皮膚の構造や基本的な機能を知っている」と，驚いていた．けれど実際は，医大生だけではなく文学部や工学部であっても，また学生ですらなくても，同レベルの知識を持つ女性は少なくないと思う．

　多くの女性にとって，皮膚構造や年齢にともなう皮膚機能の変化などの知識は，今や生活情報の一部とさえ言える．女性誌を開けば，皮膚の構造や基本機能の説明から季節や年齢に応じたケア方法までが微に入り細に入り紹介され，基礎化粧品の広告でも皮膚の断面図を盛り込むのは，ごく一般的な手法だ．自然に，皮膚科学の切れっ端は身についてしまう．

　とはいえ，情報量に比例して，個人の知識量が自動的に増えるわけでもない．激烈な日焼けを繰り返していた元・ガングロ少女たちは，「だって，日焼けが肌に悪いなんて，どこにも書いてなかったし」と声を揃える．もちろん，当時からティーン雑誌でもインターネットの美容サイトでも日焼けの悪影響は強調されており，「紫外線は肌老化の最大の要因」がほぼ常識となっていた．けれど，同時に「セレブはみんな焼いている」や「今年のモードは日焼け肌が似合う」といった，日焼けを肯定する情報も溢れていたのだ．

　1995年から2005年の10年間で，消費者を取り巻く情報量は410倍に増加していると言われる[34]．これだけ情報の絶対量が増えると，自分に心地いい情報だけでも膨大だ．自分の志向や嗜好に合わない情報には，よほど意識し努力しなければ出合わない．その結果，先のガングロ少女たちのように適切な情報を受け取れない受け取らない，という事態が起きている．男性のスキンケア知識がこの10年，女性

に比べて，ほとんど増加していないというのが，その証左だろう．化粧品情報を求めてネット検索する，という男性はまだまだ少数派だ．

　情報量だけでなく，情報源やメディアの増加も劇的だ．1971年のanan創刊以来，女性誌は増加し続け，1995年にはインターネットが新たな情報源として一般化し，2012年頃からはスマートフォンが登場と，目まぐるしく変化してきた．その結果，個人や世代によって慣れ親しんだ情報源や入手法は異なり，手に入れる美容情報の質や量に大きな隔たりが生まれている．

　世代別に見ていくと**表5-3**，団塊の世代が属す60代以上のグループは，経済的に比較的余裕があり，かつての同世代よりは美容に対する意欲は高い．ただ，スキンケア知識は下の世代と比べて貧しく，情報に対する姿勢も基本的に受け身だ．情報源はテレビのCMやバラエティ番組の美容コーナーなど無料のソースが主．新聞広告なども加わるが，"情報を買う"意識は低いため，女性誌等を購入する機会は少なく，インターネットを利用した情報の発受信にも消極的だ．広告や販売員との会話は重要な情報源だが，その一方で"売り込み口上，セールストーク"と懐疑的．試供品を使用してからの購入率が比較的高いのも，「情報量が少なく知識が乏しい」が，「売り手の情報は信用できない」ので，「実際に試し自分で選ぶ」からだろう．

　すぐ下の40代後半〜50代は，逆に美容に対して今最もアクティブで，"美魔女"や"年齢不詳美女"など，数々の美容ブームを生んだグループだ．よくいわれているように，高度経済成長やバブル期に思春期・青年期を過ごし，消費意欲が高く，一時は"買い物依存症"も話題になった．さらに決定的なのが，美容への興味がピークの20〜30代の時期が世界的な化粧品の飛躍期と重なったこと．美容液などの新アイテムや肌質別などの新コンセプト，DDS（Drug Delivery System：ドラッグデリバリーシステム．薬物輸送システムとも呼ばれる）の利用などの新処方など，ブレイクスルーが多発した時代に立ち会い，その熱気を今も保持しているのは，このグループならではだ．いきおい，化粧品情報の収集に積極的で，多様な情報ソースを持ち，知識量も多い．インターネットの活用度は30代や20代にかなわな

特別寄稿3　情報収集の多様化（CM，女性誌，Web・ブログ，店頭）

表 5-3 化粧品購入の際に参考にした情報源の世代別調査

利用した情報源	平均	15〜19歳	20〜29歳	30〜39歳	40〜49歳	50〜59歳	60〜69歳
TVのCM	33%	34	29	34	36	37	28
TV番組	11%	9	10	10	10	12	10
新聞広告	6%	1	2	3	4	8	11
新聞記事	6%	1	3	4	5	8	9
雑誌広告	9%	7	11	12	10	9	7
雑誌記事	16%	12	21	21	18	13	9
化粧品サイト（@コスメなど）	26%	26	45	38	28	17	8
化粧品メーカーのホームページ	22%	10	23	26	26	21	17
ブログ	5%	7	7	7	4	3	1
SNS	3%	4	4	3	2	2	2
友人・知人たちの口コミ	23%	19	24	23	22	24	24
皮膚科医、美容専門家の口コミ	6%	6	6	6	6	6	7
美容部員や化粧品販売員の話	22%	7	19	23	21	23	26
製品サンプル・試用見本	37%	17	32	41	42	40	36
n＝12,008人		776	1,728	2,186	2,457	2,260	2,601

※2014年7月に行われた資生堂による調査をもとに作成

いが，パソコンの利用率が高いので20代以下のスマホ利用者よりも保持する情報の量も質も上回る．詳細な情報が得られる女性誌や美容専門誌の読者も多い．

　30〜40代前半は，上のグループの傾向を引き継ぎながら，ITによる情報交換に長けたグループだ．上の世代が化粧品の劇的進化に遭遇したように，この世代はITの爆発的進化とともに成長し，自宅にパソコンを所持している人が多い．現在は職業キャリア固めや育児に忙殺される時期であり，相対的にスキンケアに使える時間は少ないが，

すでに美容情報のソースは整備されており，女性誌やインターネット上には十分な情報がある．10代の頃は情報収集能力も低かったが（ガングロはこの世代），失敗を重ねて現在は習熟度を増し，アットコスメなどの化粧品の口コミサイトや美容ブログ，SNSなどで積極的に情報発信や情報交換を行っている．冒頭の皮膚断面図を熟知していた学生のエピソードも，このグループが20代の頃のものだ．広告に対する不信感は60代ほど高くなく，化粧品メーカー開催のイベントへの参加にも積極的．女性誌の美容記事を読み，試供品も試し，テレビCMも考慮し，と情報源の多彩さは，全世代で最高だろう．

20代以下は，メイクやファッションに興味がある年齢で，スキンケア情報への関心は低い．また現在のこの世代は情報通信やインターネットが整備されてから成長し，「情報を買う」という意識が薄いため，雑誌購入率は低下傾向にある．そのため，マスメディアの情報源はテレビが主という点やスキンケア知識の低さ等，60代以上との共通点は多い．ただし，このグループはテレビもあまり試聴せず，新聞はまず読まない．情報機器を使いこなしているようにみえるが，パソコン所有率は高くなく，情報の収集力も範囲も限られている．スキンケア情報は，購入時に店頭で目についた商品名をスマホで検索し，クチコミ投稿を2, 3件読んで好悪を決める，というもの．断片的な情報をそのつど消費し，知識の蓄積には繋がりにくい．ステマ（スティルスマーケティング＝やらせやサクラ）の存在は知っているが情報リテラシーは低く，デマや誤った情報が広がりやすいのが特徴だ．

各世代ごとに概観してきたが，先述どおり個人差は大きい．世代を問わず大多数の女性にとって，スキンケア情報とは化粧品の商品情報であり，わずかなスキンケア知識も怪しげなエセ科学であることも．反対に，2020年のオリンピックエンブレム問題では空港画像など重要な情報の大半は女性がインターネット上で（仕事としてではなく，個人として）発見したといわれているように，まったくのアマチュア女性が，化粧品の配合成分からミトコンドリアとオートファジーの関係まで，（たとえ断片であっても）最新知識や高度な収集能力を備えていることも多い．患者と接する際は，各グループを取り巻く情報環

境を踏まえつつも先入観を抱かず，ひとりひとりに真摯に向き合うことが重要だろう．

文献

1) 化粧品公正取引協議会ホームページ. http://www.cftc.jp/kiyaku/etc_1.htm
2) がん患者の外見支援に関するガイドラインの構築に向けた研究班編. がん患者に対するアピアランスケアの手引き　2016年版. 東京: 金原出版; 2016.
3) 日本化粧品工業連合会. 日本化粧品工業連合会 SPF 測定基準〈2011 年改定版〉. 日本化粧品工業連合会ホームページ. http://www.jcia.org/n/all_pdf/gul/SPF-jcia-h231005.pdf
4) Morita A. Tobacco smoke causes premature skin aging. J Dermatol Sci. 2007; 48:169-75.
5) 日本香粧品学会. 化粧品機能評価法ガイドライン. 日本香粧品学会ホームページ. http://www.jcss.jp/journal/guideline.html
6) 医薬品, 医療機器等の品質, 有効性及び安全性の確保等に関する法律（医薬品医療機器等法）第二条.
7) 薬食発 0721 第 1 号（平成 23 年 7 月 21 日）
8) 医薬品, 医療機器等の品質, 有効性及び安全性の確保等に関する法律（医薬品医療機器等法）
9) 石河　晃. 皮膚科医からみた香粧品の安全性. 日本香粧品学会 40 周年記念誌. 2015. p.69-71.
10) 日本皮膚科学会 アトピー性皮膚炎診療ガイドライン作成委員会編. アトピー性皮膚炎診療ガイドライン 2016 年版. 日皮会誌. 2016; 126: 121-55.
11) Tabata N, O'Goshi K, Zhen YX, et al. Biophysical assessment of persistent effects of moisturizers after their daily applications: evaluation of corneotherapy. Dermatology. 2000; 200: 308-13.
12) Kikuchi K, Kobayashi H, Hirao T, et al. Improvement of mild inflammatory changes of the facial skin induced by winter environment with daily applications of a moisturizing cream. A half-side test of biophysical skin parameters, cytokine expression pattern and the formation of cornified envelope. Dermatology. 2003; 207: 269-75.
13) 有川順子, 羽柴早百里, 大城喜美子, 他. メイクアップがアトピー性皮膚炎女性患者の QOL に与える影響について. 臨皮. 2003; 57: 224-30.
14) 坪井良治, 伊藤正俊, 伊藤裕喜, 他. 白斑患者に対するメーキャップ化粧品の有用性の検討―色素脱失を主訴とする患者の QOL 向上をめざして―. 皮の科. 2006; 5: 72-80.
15) 原田輝一, 浅井真太郎, 川名誠司, 他. 瘢痕カバー用ファンデーション使用による熱傷・外傷・痤瘡後瘢痕患者の QOL 改善効果. 日形会誌. 2011; 31: 605-12.
16) 土方遼子, 鈴木裕美子, 竹内裕美, 他. 化学療法の美容上の副作用に対する美容ケアによる乳がん患者の QOL 改善効果. 香粧会誌. 2013; 37: 171-6.
17) 鈴木民夫, 金田真理, 種村　篤, 他. 白斑・白皮症診療ガイドライン策定委員会編. 尋常性白斑診療ガイドライン. 日皮会誌. 2012; 122: 1725-40.
18) Jadassohn J. Zur Kenntniss der Medikamentosen Dermatosen. 5th Congress of the German Academy of Dermatology. Graz: Austria; 1985.
19) Jadassohn J. Zur Kenntnis der Arzneiexantheme. Archiv fur Dermatologie und Syphylis. 1986; 34: 103.

文献

20) Bloch B. Experimentelle Studien über dans Wesen der Jodoformidiosynkrasie. Zeitschrift fur Experimentelle Pathologie und Therapie. 1911; 9: 509.
21) Sulzberger MB, Wise F. The contact or patch test in dermatologyits uses, adnantages and limitations. Arch Derm Syphilol. 1931; 23: 519.
22) Cronin E. Contact Dermatitis. Edinburgh: Churchill Livingstone; 1980.
23) Fisher AA. Contact Dermatitis. Philadelphia: Lea & Febiger; 1986.
24) 須貝哲郎. アトラス接触皮膚炎. 東京: 金原出版; 1986.
25) Fischer T, Meibach HI. The thin layer rapid use epicutaneous test (TRUE-test), a new patch test method with high accuracy. Br J Dermatol. 1985; 112: 63-8.
26) 鈴木加余子, 松永佳世子. パッチテストアレルゲンに関するアンケート 2010. J Environ Dermatol Cutan Allergol. 2011; 5: 91-102.
27) 足立厚子. 金属接触アレルギーと全身型金属アレルギーの診断について. J Environ Dermatol Cutan Allergol. 2011; 5: 1-10.
28) 関東裕美. 職業性接触皮膚炎に対するパッチテスト―知っておかなくてはならないアレルゲン（各職業に特異的なアレルゲン）, 検査の進め方や生活指導の実際―. MBDerma. 2013; 200: 29-36.
29) Kanto H, Washizaki K, Ito M, et al. Optimal patch application time in the evaluation of skin irritation. J Dermatol. 2013; 40: 363-9.
30) 川村太郎, 笹川正二, 増田 勉, 他. 貼布試験標準化の基礎的研究. 日皮会誌. 1970; 80: 301-14.
31) 松永佳代子. パッチテスト反応アトラス. 東京: 春恒社; 2005.
32) 日本皮膚科学会 ケミカルピーリングガイドライン作成委員会編. 日本皮膚科学会ケミカルピーリングガイドライン (改訂第 3 版). 日皮会誌. 2008; 118: 347-55.
33) 日本化粧品工業連合会. 日本化粧品工業連合会表示名称作成ガイドライン. 日本化粧品工業連合会ホームページ. http://www.jcia.org/n/all_pdf/gul/mgl.pdf
34) 総務省情報通信政策局情報通信経済室. 選択可能情報量の推移. In: 平成 17 年情報流通センサス報告書. 2007. p.31.

おわりに

　筆者は大学で化粧品科学などを教えています．化粧品使っている？と学生に尋ねても男子は決して手を上げません．シャンプーしてるでしょ，と言えば頷いてくれます．要するに，化粧品とは何か，化粧品に関する基礎知識を学ぶ機会はほとんどないのが現実です．皮膚科医の先生にとっても，皮膚疾患については詳細に学ばれても，化粧品はあまりに身近すぎて，化粧品のものづくりの背景にあるルールなどについて学ぶ機会はまずないと思います．

　超高齢化社会に突入しつつある日本において，QOLを維持向上し健康寿命を如何に長くするのかが課題ですが，化粧品の果たす役割は大きいものがあります．本書でもその一部を紹介しましたが，これからますます化粧品が活躍する場面は増えてくるでしょう．そのお手伝いをさせていただきたく本書を執筆しました．日々進化する最先端の化粧品の特徴にまで言及できなかったことは残念ですが，それは他稿に委ねることとします．

　本書を執筆するにあたり，今までご指導いただいた諸先輩，業界の仲間や同僚から多くの知識を学んだことを記し感謝致します．また，特別寄稿を快く引き受けていただいた関東先生，村井様，近藤様，魅力的なイラストをご提供いただいた小林晃様，編集をご担当いただいた中外医学社編集部　歌川様，鈴木様ほか，多くの方々のサポートがあり本書を上梓するに至りました．この場を借りて深謝申し上げます．

　化粧品はどんどん進化していきます．また，化粧品は健やかで美しくなるためのひとつのツールでしかありません．10年後，20年後には，化粧品そのものの在り様が変わっているかもしれません．本書が古文書になるのも遠くないでしょう．化粧品の革新的な進化に期待したいと思います．

2016年9月

千葉科学大学薬学部教授
平尾哲二

索　引

あ行

アイシャドウ	16
アイライン	16
アトピー性皮膚炎	29, 33, 94
アトピー性皮膚炎パッチテスト	111
アミノ酸	29
アロマテラピー	61
安全性	67, 84
安定性	67, 86
育毛	19
医薬品医療機器等法	74
医薬部外品	9, 74, 78
ウロカニン酸	38
エモリエント	32, 123
エラスチン	44
オーガニック	90
オールインワン	7

か行

界面活性剤	2, 18
角層	24
角層細胞間脂質	24, 26, 27
活性酸素	53
カバーメーキャップ	99
カルボニル化	59
がん	34, 97
がん患者のスキンケア	34
環境	90
乾性肌	70
官能評価	88
規制緩和	78
機能性	66
口コミ	128
口紅	15
クリーム	6
グリセリン	122
クレンジングクリーム	4
グロス	15
化粧下地	14
化粧水	5
化粧品サイト	128
化粧品市場	82
化粧品情報	127
化粧品の効能	77
化粧品の定義	74
化粧品の分類	75
血管新生	60
ケミカルピーリング	118
ケラチン	28
抗酸化	13, 54, 58, 119
抗酸化剤	55, 123
抗シワ	81
香料	61
香料アレルギー	107
抗老化	9, 58, 66
コラーゲン	44, 59, 120
コンディショナー	18

さ行

サンスクリーン	47, 51
サンタン	35, 39
サンバーン	35, 39

索　引

紫外線	35, 46, 53
紫外線吸収剤	47, 124
紫外線散乱剤	47
紫外線防止効果	46
脂性肌	70
シミ	43
シャンプー	18
充填構造	27
消臭剤	12
使用性	67, 87
情報収集の多様化	126
情報伝達	57
情報の収集力	129
情報リテラシー	129
除毛剤	22
シワ	43, 58
浸透	65
心理効果	63
スキンケア知識	126, 129
スティルスマーケティング	129
ステロイド	96
生活指導	110
制汗剤	11
整髪料	22
成分	65, 78, 120
石鹸	3
セルフタンニング	52
洗顔料	4
洗浄料	2
染毛剤関連アレルゲン	106
染毛料	20

た行

ターンオーバー	32
タバコ	54
ダブル洗顔	5
タルミ	45
注意すべき反応	109
チロシナーゼ	41, 56
天然	65
天然保湿因子	28, 30
糖化	59
ドラッグデリバリーシステム	127

な行

ニキビ	10
ニッケルアレルギー	108
乳液	5, 7
入浴剤	10
ネガティブリスト	78
ノンケミカルサンスクリーン	48

は行

パーマ	20
白斑診療ガイドライン	99
肌色	13
肌質	70
肌老化	126
パック	8
パッチテスト	103
パッチテストが必要な皮膚炎	104
パッチテスト検査結果の判断	110
パッチテスト手技	105
バリア機能	24, 26
ヒアルロン酸	120, 123
光アレルギー性	40
光毒性	40
光老化	42
皮脂	12
ビタミン	119
ビタミンD	45
美白	9, 55, 81
美白剤	124
皮膚炎の原因確認と再発予防	103
皮膚計測	69, 88, 89

皮膚構造	126
美魔女	127
日焼け	35, 126
日焼けサロン	52
ヒューメクタント	121
美容液	6
美容機器	116
美容情報	127
美容食品	119
表皮	25
表皮角化細胞	24, 25
敏感肌	72
ファンデーション	14, 99
部位差	31
フィラグリン	29, 30
フケ	19
ヘモグロビン	13
防臭剤	12
保湿	95
保湿機能	28
保湿効果	32, 89
保湿剤	121
ポジティブリスト	78

ま行

マスカラ	16
マスク	8
まつげ	17
マッサージ	64
マニキュア	17
無香料	91
メーク落とし	4
メラニン	13, 36, 41, 57
メラノサイト	36
モイスチャーバランス理論	33

や行

薬用化粧品	74, 78
有用性	67, 88

ら行

ラメラ構造	27
リップグロス	15
リハビリメイク	97
レーザー治療	118
老化	42
老人性乾皮症	34

わ行

ワセリン	122

欧文

corneotherapy	95
DNA	37, 38, 39
EBC (Evidence-based cosmetics)	87
MED (minimal erythema dose)	49, 50
MMP (matrix metalloprotease)	44, 60
MPPDD (minimal persistent pigment darkening dose)	49
NMF (natural moisturizing factor)	28, 30, 31
PA (protection factor for UVA)	48, 49, 51
QOL (quality of life)	63, 96, 97, 99
SNS (social networking service)	129
SPF (sun protection factor)	48, 51
UVA (ultraviolet A)	37, 38, 40
UVB (ultraviolet B)	37, 38

著者略歴

平尾哲二（ひらお　てつじ）
千葉科学大学　薬学部　生命薬科学科　製剤／化粧品科学研究室　教授　薬学博士

経歴
1979 年　東京大学薬学部卒業
1984 年　（株）資生堂入社
1990 年〜1997 年　（株）アドバンストスキンリサーチ研究所に（株）資生堂より出向
1997 年　（株）資生堂に復職　角層研究，皮膚計測研究，有用性情報開発に従事
2015 年　（株）資生堂退職，現職

医師・医療スタッフのための
化粧品ハンドブック　Ⓒ

発　行	2016 年 12 月 10 日　1 版 1 刷
著　者	平　尾　哲　二
発行者	株式会社　中外医学社
	代表取締役　青　木　　滋
	〒162-0805　東京都新宿区矢来町 62
	電　話　（03）3268-2701（代）
	振替口座　00190-1-98814 番

印刷・製本／三和印刷（株）　　　＜MS・MU＞
ISBN978-4-498-06358-7　　　Printed in Japan

JCOPY ＜（株）出版者著作権管理機構　委託出版物＞

本書の無断複写は著作権法上での例外を除き禁じられています．
複写される場合は，そのつど事前に，（社）出版者著作権管理機構
（電話 03-3513-6969，FAX 03-3513-6979，e-mail: info@jcopy.
or. jp) の許諾を得てください．